Esther Hürlimann
Jung und dement

Esther Hürlimann

Jung und dement

Wenn das Leben plötzlich ausser Kontrolle gerät

Stämpfli Verlag

Der Stämpfli Verlag wird vom Bundesamt für Kultur für die Jahre 2021–2024 unterstützt.

Impressum

Bibliografische Information der Deutschen Nationalbibliothek: www.dnb.de.

© Stämpfli Verlag AG, Bern, www.staempfliverlag.com · 2022

Konzept und Text	Esther Hürlimann, pantarhei, Zürich
Fachtexte und Interviews	Anina Rether, pantarhei, Zürich
Interviewpartner	Marc Sollberger, Margrit Dobler, Irene Kistler, Beatrice Gfeller
Gestaltung Inhalt	Stephan Cuber, diaphan gestaltung, Liebefeld BE
Gestaltung Umschlag	Sandra Bühler, crealicious, Zürich
Fotos	Nathalie De Febis und Thomas Friedli
Korrektorat	Benita Schnidrig, Stämpfli Verlag AG, Bern

ISBN 978-3-7272–6090-2

Printed in Germany

Inhalt

Vorwort

Als unsere Freunde, Verwandten und Bekannten erfuhren, dass wir ein Buchprojekt planen, stellten uns fast alle die gleiche Frage: «Was hat euch dazu bewogen, über diese Krankheit und eure daran verstorbenen Ehepartner zu schreiben?»

Auslöser war meine Teilnahme am Symposium «Demenz Meet» 2019 in Zürich. Als Podiumsgast durfte ich mich dazu äussern, wie ich als Ehefrau meinen Mann während seiner Krankheit begleitete und gegen welche Widerwärtigkeiten ich dabei zu kämpfen hatte. Dies stiess auf ein grosses Echo. Von vielen Teilnehmenden – die mehrheitlich selbst Angehörige von Erkrankten waren – erhielt ich das Feedback, dass sie mich als eine Inspiration und Mutmacherin erlebt hätten. Das hat mich enorm berührt.

Kurze Zeit später schrieb mir ein Teilnehmer, dass er sich dank meinem Mut und dem von mir eingeschlagenen Weg endlich habe öffnen können und nun eine liebe Partnerin an seiner Seite habe, die ihn auf seinem schwierigen Weg mit seiner an frontotemporaler Demenz (FTD) erkrankten Ehefrau begleite. Diese zwei Erlebnisse führten zum Entscheid, ein Buch über die noch seltene unbekannte Demenzform zu schreiben.

Demenz kann uns alle treffen – bereits im jungen Alter. Mein Mann begann sich 2015 im Alter von 44 Jahren in seiner Persönlichkeit zu verändern. Die Diagnose erfolgte jedoch erst Ende 2016. Fast zwei Jahre konnte ich sein verändertes Verhalten, das sein ganzes mir so vertraute Wesen betraf, weder einordnen noch verstehen. Auch unsere Teenager waren täglich damit konfrontiert, wie ihr Vater sich in eingespielten Situationen plötzlich anders, ja unberechenbar verhielt. Es gab viel Streit und etliche traurige Momente in dieser ungewissen Zeit.

Behandelt wurde mein Mann wie so viele junge FTD-Erkrankte erst gegen Depression und Burnout. Das Gefühl, von Fachleuten und Ärzten komplett im Stich gelassen zu werden, erlangte einen negativen Höhepunkt, als nach zwei Jahren endlich eine Psychologin auf die Idee kam, meinen Mann neurologisch untersuchen zu lassen. Der Befund im Dezember 2016 war erschütternd: frontotemporale Demenz. Endlich eine Erklärung für etwas Unerklärliches in den Händen zu haben, fühlte sich jedoch in keiner Weise entlastend an, denn FTD endet nach unbestimmter, aber naher Zeit tödlich.

Rückblickend war für mich etwas vom Schwierigsten in meinem bisherigen Leben, als mir die Ärzte mit dieser Diagnose vor Augen hielten, dass bei all der bisherigen Aufopferung für meinen geliebten Mann, die immer auch getrieben war von einem Funken Hoffnung auf Genesung, nie eine Chance auf Heilung bestanden hatte. Es zog mir für einen Moment komplett den Boden unter den Füssen weg. Zugleich war es ein Weckruf, das eigene Leben und jenes meiner Söhne umso stärker wieder selbst in die Hände zu nehmen. Denn ab nun war klar: Mein Leben würde in naher Zukunft ohne meinen Ehemann weitergehen müssen, ich würde nur auf mich gestellt sein. Die alleinige Verantwortung für meine Jungs zu tragen, war eine grosse und schwere Last. Doch wie sagt man so schön: «Alles hat seinen Sinn.»

Zwar hört man immer wieder von jungen, an Demenz erkrankten Menschen, trotzdem ist diese Krankheit noch immer zu wenig bekannt und erforscht. Hinzu kommt, dass es noch zu

«Das Buch soll den Betroffenen
ein Gesicht und den Angehörigen eine Hoffnung geben.»

Nathalie De Febis

wenige Heimplätze für solch junge, erkrankte Menschen gibt.
Und die Angehörigen wie auch die Ärzte und das Pflegepersonal
sind mit einem solchen Patienten in Bezug auf dessen Betreuung
komplett überfordert. Dies mussten wir auf unserem schweren,
langen Weg immer wieder erfahren. Dazu kam die Auseinander-
setzung mit den Behörden, denn wenn ein Mensch mitten in
der Blüte des Lebens nicht mehr die Verantwortung für seine
eigenen Entscheidungen übernehmen kann, dann führt das zu
Konsequenzen auf ganz vielen juristischen Ebenen.

Durch die Krankheit habe ich 2019 Thomas kennen gelernt.
Wir befanden uns beide auf dem Tiefpunkt in unserem Leben, erschöpft und verzweifelt von einem längeren Kampf um
die Gesundheit unserer Partner und den daraus entstandenen
Problemen mit unseren Kindern. Dass wir die Schlussphase der
Krankheit, den schweren Abschied und den Tod unserer geliebten Ehepartner gemeinsam bestreiten konnten, war ein Glücksfall. Wir gaben einander viel Kraft, Mut, Energie und Halt und
hatten vollkommenes Verständnis für die Situation des andern.

An medizinischen Fragen interessiert, entdeckte ich die Bio-
grafie des Bergarztes Bruno Durrer aus Lauterbrunnen. Den leider inzwischen verstorbenen Hausarzt kannte ich gut, weil wir
seit Jahren an diesem Ort Ferien machten. Mir gefiel die Art, wie
das Buch geschrieben war: sachlich und doch persönlich. So kam
ich auf die Idee, die Autorin Esther Hürlimann als Ghostwriterin
anzufragen. Denn mit meinen drei Jobs, den Kindern sowie der

belastenden Situation durch die Krankheit meines Ehemanns war mir klar, dass ich das Buch nicht selber schreiben konnte. Ich fragte die Autorin über Facebook an, und sowohl bei unserem Telefongespräch als auch dem bald darauf folgenden Treffen wurde mir klar, dass wir uns gut verstehen und sie sich eignet, um uns beim Verfassen des Buches zu helfen.

Mein Partner Thomas hat mein Bestreben, meine Geschichte mit einer grösseren Öffentlichkeit zu teilen, von Beginn weg unterstützt. Nach längerer Überlegung entschied er sich, auch sein Schicksal und dasjenige seiner 2019 an FTD verstorbenen Frau einzubringen.

Mir war klar, dass ein solches Buchprojekt nicht ohne finanzielle Beiträge realisiert werden konnte. Da ich nach dem Tod meines Mannes im Juli 2020 und wegen der damit entstandenen Kosten für das Begräbnis sowie der für mich überraschend eintreffenden finanziellen Forderungen der KESB finanziell keinen Spielraum mehr sah, stand die Realisierung auf der Kippe. Doch machte ich mir auch Hoffnungen, dass ich mit Unterstützungsbeiträgen rechnen konnte, zumal die Krankheit noch wenig bekannt ist und dieses Buch viele direkt Betroffene erreichen konnte. Mir war aber auch bewusst, dass ich für solche Unterstützungsbeiträge etliche Gesuche an Stiftungen zu richten hatte und ich mich nebst meinen Jobs ziemlich ins Zeug legen musste.

Schnell zeigte sich, dass es die Mühe wert war, nach kurzer Zeit erhielten wir einen ersten grossen Unterstützungsbeitrag. Wir stellten fest und freuten uns enorm, dass die Anteilnahme und das Interesse an unserem Buch sehr gross war und unsere Erwartungen überstieg. Dank all diesen Beiträgen konnte das Buch realisiert und veröffentlicht werden. Einen riesigen Dank für diese herzliche Unterstützung, die ermöglicht, dass all jene, die an dieser Krankheit leiden, zusammen mit ihren Angehörigen ein Gesicht bekommen und ihr Leiden eine Sprache.

Mit unserem persönlichen Lebensbericht soll diese Krankheit in das Bewusstsein der Öffentlichkeit gerückt werden. Es zeigt auf, welche Herausforderungen auf Angehörige – insbesondere auch auf die Kinder – von FTD-Betroffenen zukommen. Hintergrundinformationen von Expertinnen und Experten sowie weiterführende Informationen sollen den betroffenen Angehörigen Handlungsfelder aufzeigen in Bezug auf Betreuung sowie finanzielle und psychologische Unterstützung.

Nicht zuletzt möchten wir ihnen helfen, die Krankheit zu akzeptieren, das Beste aus der Situation zu machen und vor allem zu lernen, auch an sich zu denken.

Nathalie De Febis-Lehmann
Bern, im Herbst 2021

Einleitung

Wer Nathalie und Thomas erstmals begegnet, denkt sogleich: «Welch ein schönes und glückliches Paar!» Die beiden scheinen wie füreinander geschaffen und zusammengewachsen in einer innigen Beziehung: seelenverwandt in ihrem Wesen und sich auch äusserlich in ihrem strahlenden Ausdruck gleichend.

Doch der äussere harmonische Anschein ist nur die halbe Wahrheit ihrer glücklichen Beziehung. Ihre gemeinsame Geschichte als Paar ist noch jung und begann an einem düsteren Tag auf einer schmucklosen Autobahnraststätte. Ein gemeinsamer Bekannter hatte ihnen im Wissen um ihr ähnliches Schicksal je die Telefonnummer des anderen gegeben. Beide waren sie verheiratet mit einem Partner, der von der heimtückischen Diagnose frontotemporale Demenz (FTD) betroffen war. Dabei handelt es sich um eine Form von Demenz, die schon in jungen Jahren auftritt und innerhalb von zwei bis acht Jahren zum Tod führt.

Einen Partner mit dieser Krankheit zu begleiten, bedeutet auf der einen Seite, einem stetigen Zerfall und Sterben entgegenzusehen, dann aber auch, die schleichende Veränderung seiner Persönlichkeit über Jahre zu verarbeiten und in einem unermüdlichen Wettkampf gegen die Zeit darauf zu reagieren. Mit einem von FTD betroffenen Menschen zu leben, bedeutet zudem das Ertragen einer grossen Einsamkeit, und wenn Kinder vorhanden sind, auch deren Begleiten und Trösten in ihrer Verunsicherung angesichts des Verlusts eines Elternteils.

Als sich Nathalie und Thomas erstmals in die Augen sahen, erkannten sie in der Verzweiflung des anderen sofort sich selbst im eigenen Leid. Zugleich spürten sie eine Nähe zueinander in ihrer Weigerung, sich von dieser schweren Situation vollständig unterkriegen lassen. Trotz der immensen Last, welche die Krankheit ihres Partners in ihren Alltag brachte, bestanden sie beide darauf, an einer Normalität festzuhalten und ihr bisheriges Leben weiterzuführen. Dieser Wille war insbesondere ihren noch minderjährigen Kindern geschuldet, für die sie eine Verantwortung und Besorgtheit spürten. Nathalie mit ihren beiden Söhnen, Thomas mit seinen beiden Töchtern – sie beide wollten und konnten ihre Kinder im Teenageralter nicht im Stich lassen, die selbst mit dem Entschwinden eines Elternteils zu kämpfen hatten und damit verbunden dem Zerbröckeln eines sicheren emotionalen Bodens unter den Füssen.

Dazu kam die berufliche Verantwortung, die sie davon abhielt, der Krankheit des Partners alles unterzuordnen: Thomas war mit seinem eigenen Familienbetrieb gegenüber einer Vielzahl Mitarbeiter verpflichtet. Und Nathalie, die selbst als leidenschaftliche Familienfrau und Mutter immer nach dem Motto «selbst ist die Frau» gelebt hatte, stand zusätzlich in anspruchsvollen beruflichen Aufgaben.

Die Diagnose FTD trifft Menschen meist in der Blüte ihres Lebens. Die Ehepartner von Nathalie und Thomas waren keine fünfzig Jahre alt, als sich ihr Leben veränderte. Im Unterschied zur Altersdemenz oder zu Alzheimer, die meist erst im Seniorenalter auftreten, stellen sich ganz andere Herausforderungen an Angehörige von FTD-Betroffenen. Da die frontotemporale Demenz äusserst selten vorkommt, gibt es noch keinen vorgezeichneten Weg, um sich Hilfe zu holen und zu bekommen.

«Nichts ist belastender, als nicht zu wissen,
was zu tun ist und alles aus
eigenen Kräften heraus erkämpfen zu müssen.»

Esther Hürlimann

Dazu kommt, dass die Diagnose der Krankheit nach wie vor
schwierig ist. Sowohl bei Nathalies Mann als bei Thomas' Frau
dauerte es Monate, bis die richtigen medizinischen Abklärungen
getroffen wurden. Als Nathalie schon in einem frühen Stadium
der Erkrankung ihren Hausarzt mit ihrer Vermutung konfron-
tierte, dass bei ihrem Mann nicht mit der Psyche, sondern im
Kopf etwas nicht stimme, schüttelte dieser nur den Kopf und
meinte: «Wenn ich Ihren 45-jährigen Mann jetzt in der Klinik zu
einer neurologischen Untersuchung anmelde, dann lachen die
mich aus.» Auch Thomas musste sich in der ersten Phase der Erkrankung immer wieder vertrösten lassen, wenn es darum ging,
der Persönlichkeitsveränderung seiner Frau auf den Grund zu
gehen.

Nathalie und Thomas haben sich deshalb entschieden, ihre
Geschichte zu erzählen, damit es FTD-Betroffene (Patienten,
Angehörige, Betreuende) künftig einfacher haben und sie die unbekannten Facetten dieser Krankheit besser verstehen. Denn das
Leid ist sehr gross, wenn man einen Partner oder einen Elternteil an diese Krankheit verliert. Ihre Hoffnung ist es, dass sich
der Weg für Betroffene vereinfacht, um schneller Unterstützung
zu bekommen – sei es durch die medizinischen Fachkräfte, sei
es durch die Arbeitgeber und Behörden sowie Angehörige und
Freunde, die sich oft kein Bild davon machen, was es bedeutet,

mit einem an FTD erkrankten Partner zusammenzuleben. Ihre Geschichte soll sowohl Betroffene als auch Fachpersonen sensibilisieren und deren Handlungsspielraum vergrössern. Denn nichts ist belastender, als nicht zu wissen, was zu tun ist, und alles aus eigenen Kräften heraus erkämpfen zu müssen.

Daher bietet dieses Buch zusätzlich vertiefende Informationen von Fachpersonen, die sich auf diese seltene Form der Demenz spezialisiert haben:

- Dr. med. Marc Sollberger von der Memory Clinic Universitäre Altersmedizin in Basel gehört zu den wenigen Spezialisten auf dem noch jungen Gebiet der FTD-Medizin.
- Fachfrau Margrit Dobler von der Alzheimer Stiftung hat sich auf die Begleitung von Angehörigen spezialisiert.
- Dr. med. Irene Bopp von der Memory Clinic am Zürcher Stadtspital Waid engagiert sich seit Jahren für eine Enttabuisierung der Demenzerkrankung und fördert den Einbezug von Angehörigen in Diagnose und Therapie.
- Beatrice Gfeller, Geschäftsleitungsmitglied von Alzheimer Zürich, fasst das Unterstützungsangebot zusammen, das für Menschen mit Demenz und deren Angehörige besteht.

Ohnmacht

Plötzliche Verunsicherung

Wenn Nathalie und Thomas davon erzählen, wie sie bei ihren Ehepartnern die ersten Anzeichen der Erkrankung wahrgenommen haben, überkommt sie eine Scham, ein schlechtes Gewissen und auch ein Bedauern, die Situation völlig verkehrt eingeschätzt oder sogar falsche Verdächtigungen gemacht zu haben: «Als Esthi mich fragte, wie viel Ferientage ein freier Mitarbeiter habe, der im Stundenlohn für uns arbeite, dachte ich an einen schlechten Witz», sagt Thomas. Sie machte seit zwanzig Jahren in perfektionistischer Manier die Administration des gemeinsamen Elektrofachgeschäfts, das die beiden in ihren Ehejahren zusammen aufgebaut hatten. Nie hatte Thomas nur den geringsten Zweifel gehabt, dass seine Frau etwas nicht im Griff haben könnte. Wenn jemand Fragen stellte, dann war er es und nicht sie. «Ihre Unsicherheit passte so überhaupt nicht zu ihrem Wesen, sodass ich nach ein paar irritierenden Vorkommnissen begann, ihr hinterherzuspionieren. Und als sie an einem Apéro bereits nach einem Glas Wein ziemlich betrunken wirkte, fragte ich mich, ob sie vielleicht heimlich schon davor etwas Alkoholisches zu sich genommen hatte, und durchsuchte das Haus nach versteckten Flaschen.»

Bei Nathalie dasselbe Bild. «Wenn ich mit Luca am Abend zusammen vor dem Fernseher sass, nagte er plötzlich an der Fernbedienung herum und machte merkwürdige Geräusche, sodass ich ihn zuerst unter Verdacht hatte, mich absichtlich provozieren zu wollen. Auch stand er in der Nacht mehrfach auf und war die Unruhe in Person, was so gar nicht zu ihm passte und mich sehr irritierte», erinnert sie sich. Zudem kam es immer häufiger vor, dass er sich nach der Arbeit über eine Stunde lang in die Badewanne legte und dort Kinderlieder sang, was insbesondere den Söhnen sehr suspekt vorkam und zu Konflikten führte, weil die beiden nach der Lehre und der Schule ebenfalls unter die Dusche wollten. Auch fehlte der berufstätigen Hausfrau nun öfters seine Unterstützung beim Kochen, was er bisher immer sehr gerne getan hatte. Stattdessen verkroch sich Luca erschöpft ins Bett. «Wir hatten plötzlich ständig ein Gstürm und waren am Streiten, weil er sich bei eingespielten Gewohnheiten komplett anders verhielt.»

Weder Thomas noch Nathalie dachten bei diesen ersten Verhaltensveränderungen ihrer Partner an eine Krankheit. Der Verlauf von FTD ist insofern heimtückisch, als dass erste Symptome auf Aussenstehende eher wie eine psychische Veränderung wirken, wie sie bei Burnout oder Depression vorkommen: Erschöpfung, Überforderung, kleine Ausraster, die auch sonst im Alltag vorkommen, wenn man etwas schlechte Laune hat oder gestresst ist, einfach vermehrt, verstärkt und somit auch belastender. Sowohl Thomas wie Nathalie versuchten diese ersten Anzeichen der Erkrankung selbst in ihrer Beziehung im Gespräch zu lösen. Sie redeten mit ihren Partnern, ob vielleicht irgendwelche Veränderungen bei der Arbeit oder auch im Familienalltag Entlastung bringen könnten – ohne Erfolg, weil die Einsicht des Partners komplett fehlte.

Denn das zusätzlich Heimtückische an der Erkrankung ist, dass FTD-Patienten das Bewusstsein für ihren eigenen Zustand abhandenkommt. Innen- und Aussenwahrnehmung driften immer mehr auseinander, was zu einer schleichenden Distanzierung und Entfremdung zwischen der oder dem Betroffenen und ihren oder seinen Angehörigen führt. Dies war sowohl bei Esthi als auch Luca so – wenn auch in unterschiedlich schnellem Tempo.

Als extravertierte und kommunikationsstarke Menschen, die Nathalie und Thomas beide sind, waren sie jedoch nicht dazu bereit, dieses immer gravierendere Problem auszusitzen, sondern sie wurden aktiv. Ein erster wichtiger Schritt war bei beiden, das Problem nach aussen zu tragen und mit anderen darüber zu reden: sich bei Angehörigen und Bekannten zu vergewissern, ob ihr Eindruck richtig war, dass mit dem Partner etwas nicht stimmte.

Thomas: Die ersten aussenstehenden Personen, denen ich von meiner Unsicherheit mit meiner Frau erzählte, waren gemeinsame Bekannte und eine Freundin meiner Frau. Ich wollte wissen, welchen Eindruck sie von ihr haben, und bat sie, mit ihr zu reden. Das war jedoch sehr schwierig, weil Esthi nicht einsichtig war und sich weigerte, über ihren Zustand zu reden. Doch bekam ich in diesen Gesprächen praktisch durchgehend die Rückmeldung, dass ich mit meinem Urteil nicht falsch lag.

Zu den Eltern meiner Frau ging ich nicht als Erstes – auch aus Respekt. Doch war es mir wichtig, alle möglichst schnell ins Boot zu holen, und ich organisierte ein Essen mit meinen Eltern sowie den Schwiegereltern, um darüber zu reden. Da schilderte ich meinen Eindruck, dass mit Esthi etwas nicht stimmte. Das war sehr schwierig, auch weil sie selber dabei war und sich nicht gewachsen fühlte, mit dieser Situation umzugehen.

Nathalie: Bei mir war es genau gleich. Wir gingen sonntags oft zu Lucas Eltern mittagessen. Als ich darüber reden wollte, flüchtete er sofort ins Schlafzimmer. Es war eine Überforderung mit der ganzen Situation. Wenn man ihn zur Rede stellte, konnte er nicht reagieren. Auch seine Eltern wussten keine Antwort darauf, sodass ich weiterhin alleine blieb.

Die Tabuisierung ist gross. Niemand möchte es ansprechen, obwohl alle realisieren, dass etwas nicht stimmt. Auf der einen Seite ist das vielleicht gut gemeint: Man möchte sich nicht in die Privatsphäre anderer einmischen. Auf der anderen Seite ist es die Überforderung jedes Einzelnen. Bei den Verwandten ist es natürlich besonders heikel. Vor allem bei den Eltern und den Geschwistern. Du musst alles in erster Linie mit dir selber vereinbaren oder mit einer vertrauten Person, bei mir waren das meine Eltern.

Thomas: Der heikle Punkt ist, dass man nicht weiss, was es ist. Ich dachte zuerst, es ginge in Richtung Überforderung, Burnout, Depression. Dies war auch der Eindruck meiner Schwiegereltern: dass Esthi zu viel los habe mit der Arbeit und den Kindern und nun der Kessel übergelaufen sei. So suchten wir alle das Gespräch mit ihr. Doch jedes Mal, wenn wir darüber reden wollten, kam die totale Ablehnung. Meine Frau lief raus in den Garten und meinte: «So ein Seich, das stimmt doch nicht!» Und wenn wir Begebenheiten aufführten, die offensichtlich aus dem Ruder gelaufen waren, wusste sie keine Antwort. Rückblickend sieht das natürlich ganz anders aus und tut mir sehr leid für sie. Doch im Moment, wo du da drin bist, kannst du nicht verstehen, dass sie selbst das nicht sieht. Du verzweifelst richtiggehend und weisst nicht, wie du reagieren sollst.

Nathalies Söhne waren 15 und 17, Thomas' Töchter 14 und 16 Jahre alt, als die Krankheit bei ihrem Vater respektive ihrer Mutter ausbrach. Ein delikates Alter, in dem es eigentlich die pubertierenden Jugendlichen sind, die sich zuhause auffällig benehmen und die Eltern mit ihrem Verhalten vor den Kopf stossen. Für den gesunden Elternteil war es daher eine besondere Herausforderung, diese auf mehreren Seiten spannungsvolle Familiensituation zu bewältigen.

Thomas: Es kam zuhause immer häufiger zu Spannungen. Wir haben nicht darüber geredet, doch realisierten meine Mädchen zunehmend, dass mit Mami etwas nicht stimmte. Es kam zu Ausbrüchen, es wurde gebrüllt und geweint, Sachen wurden herumgeworfen. Die Kinder flohen in ihr Zimmer. Sobald sich die Lage jeweils etwas beruhigt hatte, ging ich zu ihnen und fand sie weinend vor.

Für die jüngere Tochter war es besonders belastend. Die ältere konnte ihren Gefühlen besser Ausdruck verleihen. Immer wieder sagte sie mir: «Das ist nicht mehr mein Mami, was ist los?!» Ich versuchte, meine Mädchen zu beruhigen, indem ich ihnen sagte, dass ich dies am Abklären sei. Es gab keine langen Gespräche, doch signalisierte ich, dass auch aus meiner Sicht etwas nicht stimmte und ich nach Lösungen suchte. Es war mehr ein Trösten und Beruhigen, denn sie waren zu jung, um mit mir darüber zu reden.

Nathalie: Du möchtest die Kinder nicht zu sehr belasten. Sie informieren ja, aber nicht tagtäglich damit konfrontieren, weil sie das kaputt machen würde. Die Kinder habe ich aus einem Schutzbedürfnis so lange als möglich rausgehalten.

Beim Nachtessen probierte ich, das Familienleben im normalen Rahmen aufrechtzuerhalten. Ich diskutierte mit ihnen, während sich Luca immer weniger an unseren Gesprächen beteiligte. Die Jungs zogen sich dann sehr schnell in ihr Zimmer zurück. Doch ich spürte, wie sie sich der Situation entzogen, weil es ihnen unangenehm war.

Thomas: Du versuchst, möglichst lange auf heile Familie zu machen und alles so normal als möglich zu gestalten. Doch du merkst, es ist nicht mehr dasselbe. Sobald die Kinder nach der Mahlzeit weg vom Tisch waren und ich mit meiner Frau alleine sitzen blieb, wusste ich nicht, was ich mit ihr reden sollte. Ich wusste nicht wie weiter und fand mich in einer grossen Einsamkeit wieder.

Einsamkeit

Wenn sich in der Fülle des Lebens plötzlich das Verhalten des Partners ändert, denkt niemand gleich an eine Krankheit, sondern sucht die Ursachen vielleicht in der Beziehung selber oder in der Lebenssituation. Luca und Esthi waren Mitte vierzig, als sich bei ihnen erste Symptome bemerkbar machten. Beide befanden sich in anspruchsvollen Lebensphasen, bei Esthi war da die Doppelbelastung zwischen Beruf und Familie mit zwei Teenagern, Luca war in einer fordernden beruflichen Position, nachdem er sich vom Coiffeur zum Informatiker hatte umschulen lassen. Daneben nahm ihn sein Engagement als Juniorentrainer eines Fussballclubs sowohl an Werktagen nach der Arbeit als auch an Wochenenden in Anspruch.

Daher lag es auf der Hand, suchten Nathalie und Thomas zuerst bei sich selber nach Gründen für die Ungereimtheiten im Zusammenleben, die sich in den Alltag schlichen. War es die Unzufriedenheit gegenüber der Partnerschaft? War es eine beginnende Midlife-Krise? War es einfach eine Überforderung, die der komplexe Alltag zwischen Beruf, Familie und Hobbys an die Partner stellte?

Wenn die beiden ein paar wenige Jahre später darüber reden, wie alles begonnen hat, klingt es so, als wären sie plötzlich in ein Hamsterrad des ständigen Zweifelns und Hinterfragens geraten, wo sich alles nur noch um das Thema drehte: Wie schaffen wir es, wieder aus dieser belastenden Situation herauszufinden? Sowohl Nathalie wie Thomas sind ausgesprochen praktisch orientierte Menschen. Probleme sind dazu da, um sie zu lösen und nicht um sie auszusitzen. Mit Hilflosigkeit hatten sie es in ihrem bisherigen Leben kaum zu tun. Auf der einen Seite war da die lebenslustige Direktionsassistentin, die gerne zupackt und für jeden noch so komplexen Sachverhalt eine Lösung sieht. Und auf der anderen Seite der Unternehmer, der jeden Schritt in seinem Leben als Fortschritt versteht, gerne Verantwortung übernimmt und keine Herausforderung scheut. Sie beide sahen sich plötzlich in einem Zustand der Ratlosigkeit und Ohnmacht.

Nathalie: Zu Beginn ist es so, dass es eigentlich nichts Positives gibt, sondern nur ein Schlag auf den andern folgt. Du bist in diesem Strudel, der dich abwärtstreibt und wo du einfach probierst zu funktionieren. Du hältst dich an jedem Faden fest, der helfen könnte, dass es wieder aufwärtsgeht, damit du etwas Übersicht gewinnst, um dich zu orientieren und allenfalls einen nächsten Schritt zu planen. Insofern war dann die Diagnose ein wichtiger Meilenstein auf dem Weg, um sich zu organisieren und zu klären, wie man das macht mit der Betreuung, wie man die finanziellen Aspekte an die Hand nehmen kann. Erst von diesem Moment an konnte ich wieder nach vorne schauen.

Wie ich das alles schaffte, ist für mich rückblickend kaum erklärbar. Es gab Zeiten, da wusste ich nicht, was ich machen sollte. Ich hatte schlaflose Nächte, weil Luca auch in der Nacht diese Rastlosigkeit in sich trug und ständig in der Wohnung herumtigerte. Dann drehten sich zunehmend all die Sorgen in meinem Kopf um unsere finanzielle Situation. Da Luca seine Arbeit verloren hatte, erhöhte ich mein Arbeitspensum kontinuierlich. Zuerst von 40 auf 70 und schliesslich auf 90 Prozent – verteilt auf erst zwei, später sogar drei Arbeitgeber.

Wären nicht meine Kinder gewesen, ich wüsste nicht, wie es in meinem Leben weitergegangen wäre. Sie trugen mich und waren der Hauptgrund, weshalb ich funktionierte. Dass ich diesen harten Weg auf mich nahm und immer wieder nach konstruktiven Lösungen suchte, habe ich in erster Linie meinen beiden Jungs zu verdanken und dem Bewusstsein, dass sie das Wichtigste in meinem Leben sind.

Meinen Eltern, meiner Mutter und meinem Stiefvater, habe ich viel zu verdanken. Sie halfen mir, wo sie konnten. Zum Beispiel, indem sie die Jungs irgendwo mit dem Auto abholten oder ihnen ein Mittagessen servierten, wenn ich arbeitete. Doch halfen sie mir auch mental. Sie wussten genau, was ich durchmachte und dass es mir zeitweise nicht gut ging. So sorgten sie sich darum, dass ich nicht alleine war. Wenn ich manchmal für einen Tapetenwechsel in unser Mobilhome abrauschte, um etwas Energie zu tanken, richteten sie es sich ein, dass sie ebenfalls in ihrem Wohnwagen sein konnten, der sich auf demselben Campingplatz befand.

Thomas: Du befindest dich mitten in einer Problemspirale, kämpfst an allen Fronten und suchst überall nach Lösungen. Ich war dermassen absorbiert mit diesem Problem, dass ich meine Aufgaben im Geschäft nicht mehr erfüllen konnte und die Stelle verloren hätte, wäre ich in einem Anstellungsverhältnis gestanden. Als selbstständiger Unternehmer hatte ich den Vorteil, dass ich mein eigener Chef war und jemanden anstellen konnte, der meine Aufgaben übernahm – was allerdings seinen Preis hatte.

Doch fühlte ich mich in dieser Phase sehr stark durch meine Firma getragen. Anders wäre das gar nicht gegangen. Auch fuhr ich bewusst eine Strategie der Offenheit. Meine Mitarbeiter waren über meine Situation informiert, und ich kommunizierte, dass ich auf ihre Unterstützung angewiesen sei, worauf sie sich untereinander organisierten, wenn ich mal nicht zur Stelle war. So entstand mehr und mehr eine Eigendynamik in der Firma, die ich als sehr unterstützend empfand, so konnte ich mich auf das Zuhause konzentrieren.

Privat musste ich zuerst herausfinden, was funktionierte. Meine Eltern und der engste Freundeskreis halfen mir dabei sehr. Vor allem ging es um die Betreuung unserer Töchter. Meine Eltern, die im gleichen Dorf wohnten, kümmerten sich wieder sehr um unsere Familie, als der Grund für das Verhalten meiner Frau geklärt war. Davor war die Beziehung zunehmend angespannt gewesen, weil sie sich von ihren Reaktionen vor den Kopf gestossen fühlten, sodass sie sich zunehmend zurückgezogen hatten. Doch vom Moment an, da sie den Grund für das Verhalten ihrer Schwiegertochter kannten, kamen sie wieder unterstützend auf uns zu. Da verstand ich, was die Familie wert ist. Ohne meine Eltern wäre es nicht gegangen.

Die grösste Unterstützung aber waren die Kinder. Trotz diesem Leid war immer der Wille da, zu schauen, dass es uns allen gut geht. Das gab uns gegenseitig Kraft. Wir unternahmen viel gemeinsam, gingen in den Jura wandern, Ski fahren, spazieren, verbrachten die Abende zusammen. Mir war es wichtig, dass sie so wenig Zeit als möglich alleine waren und spürten, dass jemand da war. Ich arbeitete abends immer zuhause und nicht im Büro.

Umgekehrt spürte ich jedoch eine grosse Last, weil sie jetzt nur noch mich hatten. Das empfand ich als eine immense Verantwortung. Diese Existenzangst, die Tatsache, dass jetzt alles von mir alleine abhing. Ich musste immer wieder darüber nachdenken, wie das wäre, wenn ich einmal nicht mehr funktionierte und ich mich weder um meine Kinder noch das Haus, noch das Geschäft kümmern konnte. Ich achtete daher ständig darauf, dass mir auf keinen Fall etwas passierte. «Du darfst nicht krank werden und keinen Unfall haben», der Gedanke kreiste permanent in meinem Kopf. Diesen Druck empfand ich als enorm.

Nathalie: Diese Last kannte ich weniger, doch litt ich sehr stark unter der Einsamkeit. Insbesondere am Wochenende, wenn die Jungs im Ausgang waren, fühlte ich mich sehr alleine. Doch fand ich es richtig, dass sie ihr eigenes Leben lebten, und es wäre mir nie in den Sinn gekommen, ihnen das wegen mir zu verwehren. Sie sollten erwachsen werden können, ohne dass ich sie zurückhielt. Ich verstand es als meine eigene Aufgabe, für mich selber zu sorgen, und zeigte ihnen meine innere Not nicht. So sass ich in der ersten Zeit, als Luca nicht mehr zuhause war, mit einer Flasche Wein alleine vor dem Fernseher und ging irgendwann beduselt schlafen. Ich begann mich elend zu fühlen, sodass es für mich wie ein erlösender Moment war, als mich eines Tages Freunde zum Tanzen mitnahmen. Ich empfand das wie eine

Rettung, endlich wieder einmal unter Leuten zu sein und mich in der Öffentlichkeit zu bewegen. Dadurch gewann ich etwas Normalität zurück und fühlte mich getragen durch ein soziales Umfeld, das mich die schwierige Situation etwas vergessen liess und aus der Isolation befreite.

Thomas: Ein wichtiger Motor zum Abschalten war bei mir der Sport. Als meine Frau im Heim war, begann ich Tennis zu spielen und nahm Unterricht. Das war eine gute Motivation, morgens in der Früh in die Tennishalle zu fahren und während einer Lektion an der Technik zu feilen, um richtig gut zu werden und zugleich die ganzen Sorgen etwas zu vergessen. Das trug dazu bei, dass ich fitter wurde und an Körpergewicht verlor. Das machte mich stolz und trug zu einem guten Selbstwertgefühl bei. Ab und zu nahm ich das Motorrad aus der Garage und machte damit einen Ausflug – obwohl mein Umfeld fast ausflippte vor lauter Angst, dass mir etwas zustossen könnte.

Nathalie: Für mich war es die Musik, die meine Gedanken etwas freier machte. Manchmal drehte ich bei mir zuhause die Boxen voll auf, dabei wurde die ganze Last auf meiner Seele ein bisschen leichter. Musik und tanzen, das trug mich. Ich hatte meinen Vater an Krebs verloren, als er 51 Jahre alt war. Da lernte ich, dass das Leben weitergeht und man vorwärtsschauen muss. Ich bin vom Naturell her ein glücklicher Mensch und sehe in allem zuerst das Positive.

Luca war mit acht Jahren an Leukämie erkrankt und hätte schon damals sterben können. Er war statistisch gesehen eines von zehn Kindern, die eine solche Situation überleben, und hatte trotzdem noch viele schöne Jahre. Wir hatten eine sehr gute Zeit zusammen – mit Höhen und Tiefen, die dazugehören. Das trug mich sehr: Das Bewusstsein, dass wir über viele Jahre eine schöne Zeit zusammen verbracht hatten. Nun ging sie einfach viel zu früh zu Ende. Doch konnte ich das nicht ändern. Du kannst diese Krankheit nicht rückgängig machen, sondern musst das Unabdingbare geschehen lassen.

Ungewissheit

Die Zeit vor der Diagnose war sowohl für Nathalie als auch für Thomas sehr beschwerlich. Sie wussten nicht, mit wem sie was besprechen konnten, und Aussenstehende waren keine Hilfe, denn die konnten ja auch nicht sagen, wo das Problem lag.

Nathalie: Am meisten hätte ich mir gewünscht, dass man mich ernster genommen hätte mit meinen Beobachtungen. Ich kannte meinen Mann, seit ich siebzehn Jahre alt war, und mir war bereits in einem frühen Stadium der Krankheit klar, dass es sich bei seinen Verhaltensveränderungen nicht um «psychische» Probleme handelte. Sein Zustand empfand ich nicht als Folge einer stressigen Lebenssituation oder einer Midlife-Crisis, sondern als würde in der Schaltzentrale seines Gehirns etwas nicht richtig funktionieren.

Als ich diesen Eindruck dem Hausarzt schilderte und eine neurologische Untersuchung vorschlug, fand er es übertrieben, wenn wir meinen Mann für eine solch aufwendige und teure Abklärung anmelden würden. Das hatte sicher vor allem damit zu tun, dass diese Krankheit zu wenig bekannt war und die ersten Symptome der FTD mit einer Depression vergleichbar waren. So wurde Luca die ersten Monate in einer Klinik wegen einer angeblichen Angst- und Zwangsdepression behandelt. Das macht mich noch heute fassungslos: Er war während fünf Monaten in einer renommierten Privatklinik mit zahlreichen Spezialistinnen und Spezialisten, und kein Mensch ahnte dort etwas von der tatsächlichen Ursache seiner Symptome. Erst als er anschliessend in eine Tagesklinik kam, weil er den Alltag nicht mehr alleine prästieren konnte, kam die dortige Psychiaterin auf die Idee, dass sich vielleicht doch etwas anderes als eine Erschöpfung oder Depression hinter Lucas Verhalten verbergen könnte, und empfahl eine neurologische Untersuchung.

Auch heute gibt es noch keinen «normalen» Weg. Was Thomas und ich jedoch Betroffenen mitgeben können: Wenn sie beim Partner eine Wesens- und Persönlichkeitsveränderung feststellen, sollten sie unbedingt darauf achten, Spezialisten anzugehen, die offen für ein breites Abklärungsspektrum sind.

Thomas: Ich möchte den Fachleuten nichts vorwerfen. Bei einer Person, die noch keine fünfzig Jahre alt ist, kommen selbst Mediziner nicht gleich auf die Idee, dass es sich um eine Form von Demenz handeln könnte. Wir dachten schon relativ früh an einen Tumor, diesen Verdacht klärten wir bei Esthi mit einem MRI ab und konnten wir so ausschliessen. Doch mit dieser Bildgebung waren die Veränderungen im Gehirn, die bei der FTD auftreten, nicht sichtbar. Wären unsere Partner zwanzig oder dreissig Jahre älter gewesen, wären die entsprechenden Abklärungen sehr viel schneller gemacht worden.

Nathalie: Was man auch nicht vergessen darf: Als Partner hoffst du natürlich immer, dass alles nicht so schlimm ist und es noch Aussicht auf Heilung gibt. Daher peilst du nicht vom ersten Moment an die Abklärung des schlimmstmöglichen Falles an. Es muss ein sehr grosser Leidensdruck vorhanden sein, bis du die

Notbremse ziehst und sagst: «Jetzt muss ich einfach alles unternehmen, um herauszufinden, was los ist, auch wenn es gegen den Willen meines Partners ist.»

Enthemmtheit

Dass Nathalie eines Abends heimlich Lucas schmutzige Kleider wegräumen musste, damit er am nächsten Tag saubere anzog, war etwas komplett Neues. «Mein Mann legte immer viel Wert auf ein gepflegtes Aussehen, und als ausgebildeter Coiffeur achtete er selbstverständlich minutiös darauf, dass die Frisur perfekt sass.» Die Vernachlässigung seines Äusseren und die Gleichgültigkeit gegenüber Hygiene bedeuten nicht nur einen Mehraufwand für die ebenfalls auf Ästhetik und Sauberkeit achtende Ehefrau, sondern fiel auch Aussenstehenden auf.

Denn parallel zu diesem Wandel in seinem Auftreten setzte Luca, der stets sportlich gewesen war und für seine Fitness sorgte, merklich an Pfunden zu. Der Bauchumfang wuchs in nur kurzer Zeit um drei Gürtellöcher. Im Gesicht machten sich Hamsterbacken bemerkbar, über die sich die beiden Teenagersöhne auf liebevolle Art gerne lustig machten. Für Nathalie war das kein Wunder, denn der ständige Gang zum Kühlschrank war schon längst zum Konfliktthema geworden. Selbst das Abschliessen der Küche hinderte Luca nicht daran, sich den Weg über den Balkon des Nebenraums zu ebnen, um an was Essbares zu gelangen. Auf Nathalie wirkte ihr Mann je länger, je mehr so, als hätten immer mehr die niederen Instinkte die Herrschaft über Geist und Wille übernommen.

Dass die Steuerung des eigenen Verhaltens zunehmend ausgeschaltet war, zeigte sich in einem weiteren Bereich: So fasste ihr

Mann ihr auf der Treppe eines Warenhauses plötzlich zwischen die Beine oder griff einer wildfremden Frau an den Busen. Die sexuelle Enthemmtheit kam auch verbal zum Ausdruck. So fragte Luca eines Tages seine 14-jährige Nichte, die zu Besuch war, aus heiterem Himmel: «Bummst du deinen Freund?» Nathalie war immer mehr gefordert, die peinlichen Ausrutscher ihres Gatten zu besänftigen und auszubügeln – verbunden mit der Konsequenz, dass sie sich mit ihm kaum noch im öffentlichen Raum aufhielt oder Gäste bei sich zuhause empfing.

Anders bei Esthi. Unkontrolliertes Verhalten zeigte sich bei ihr eher in jähen Wutausbrüchen, die in keiner Weise zu ihrem Wesen passten. «Meine Frau war immer eine eher sanfte und harmoniebedürftige Person. Aggressive Wortgefechte oder gar impulsive Gefühlsausbrüche kamen eigentlich nie vor», erinnert sich Thomas. Doch plötzlich fand der Familienvater nach der Heimkehr von der Arbeit zuhause Szenen vor, die ihn noch heute erschüttern, wenn er daran denkt. Seine Frau redete in lautem Ton und mit derben Wörtern auf die Tochter ein, die ihr eben eine schlechte Schulnote mitgeteilt hatte. Als hätte sich ihre in solchen Situationen stets fürsorgliche und verständnisvolle Art in Luft aufgelöst, reagierte sie grob und verletzend. Entsprechend versteinert schaute die 14-Jährige ins Gesicht ihrer Mutter, die sie nicht mehr als diese erkannte.

«Das ist nicht mein Mami!», war denn auch ein Satz, den Thomas immer häufiger zu hören bekam, wenn er seinen weinenden Töchtern nach einem Streit in ihr Zimmer folgte. Die Verzweiflung und Ratlosigkeit waren besonders in jener Zeit gross, als noch nicht feststand, woher die Verhaltensänderung der Mutter kam. Für Thomas war dieser verletzende Umgang seiner Frau mit den gemeinsamen Kindern eine wichtige Treibkraft, um schnell nach einer Klärung zu suchen. Ein besonderes Warn-

signal war der Chat-Verlauf, den ihm seine Tochter eines Tages
auf ihrem Handy zeigte. Dort fand er einen aggressiven, von entsprechenden Emojis begleiteten Schreibstil zwischen Mutter und
Kind vor, der ihn in seinen Grundfesten erschütterte. «Es war,
als würde ein boshaftes Wesen aus ihr sprechen, das nichts mit
ihrem bisherigen, von Herzlichkeit und Wärme geprägten Charakter zu tun hatte.» Mehr und mehr wurde Thomas bewusst,
dass Esthis Gesundheitszustand nicht nur sie selber, sondern die
ganze Familie mit in den Abgrund riss.

Als alles noch gut war

Sowohl Luca und Nathalie als auch Esthi und Thomas lebten in
einer Ehe, die ausgesprochen glücklich und harmonisch verlief.
Beide Partnerschaften waren aus einer geradezu romantischen
Liebesgeschichte entstanden, die getragen war von vielen gemeinsamen Interessen und Erlebnissen. Das Glück wurde
später gar noch durch die beiden gemeinsamen Kinder und das
Familienleben bereichert. Thomas und Esthi teilten sich die Geschäftsleitung des Familienunternehmens, das sie von Thomas'
Eltern übernommen und weiter ausgebaut hatten. Nathalie und
Luca verband die Freude an ihrem Mobilhome in den Bergen, das
sie gemeinsam erwarben und ausbauten, um dort die Wochenenden zu verbringen.

Als die Krankheit ausbrach, schauten beide Paare auf eine
langjährige Beziehung zurück, die geprägt war von einer starken
Bindung und einer tiefen Vertrautheit. Doch wer nun denkt, dass
die Basis einer gefestigten Beziehung auch im Verlauf der Krankheit eine Stütze sei, täuscht sich. Es war, als würden die Veränderungen im Gehirn des einen auch die gemeinsamen emotionalen

Bindungen auslöschen. Sowohl für Nathalie als auch für Thomas war es einer der schwierigsten Aspekte zu Beginn der Krankheit, plötzlich einem Menschen gegenüber zu sein, der in seinen Reaktionen ein komplett anderer, ja ein Fremder war.

Es ist eine markante Eigenschaft von FTD, dass die Betroffenen für ihre eigene Erkrankung kein Bewusstsein entwickeln und darüber nicht reden können. Im Gegenteil: Es findet eine Abwehr statt, wenn es um das Realisieren der eigenen Verhaltensänderung geht. Dieses Auseinanderdriften von Selbstwahrnehmung und Aussenwahrnehmung war denn auch etwas vom Schwierigsten im gemeinsamen Weg in der Anfangsphase der Erkrankung. Plötzlich fehlte Nathalie und Thomas in ihrem Alltag das vertraute Gegenüber, in dem sie sich täglich spiegelten, mit dem sich ihr Leben abspielte. In ihrer Beziehung entwickelte sich eine Fremdheit, die sich zuweilen auch wie aggressive Feindseligkeit anfühlte. Doch wie waren Esthi und Luca vor ihrer Erkrankung, wie sah ihr gesundes Wesen aus? Nathalie und Thomas erzählen.

Thomas: Esthi und ich lernten uns kurz vor der Hochzeit meines Bruders kennen. Sie war die beste Freundin meiner zukünftigen Schwägerin und wurde deshalb von ihr zur Trauzeugin auserkoren, während sich mein Bruder für mich als Trauzeugen entschieden hatte. Die Wahl fiel bewusst auf uns, weil das Hochzeitspaar kein «Pärchen» wollte, da sich diese später oft trennen würden, so waren sie zumindest überzeugt. Doch womit sie nicht gerechnet hatten: Noch bevor die Kirchenglocken ihre Hochzeit einläuteten, waren auch Esthi und ich ein Paar. Wir hatten uns bei den Vorbereitungen ineinander verliebt; ein Jahr später folgte die Verlobung, und 1999 heirateten auch wir. Es folgte eine glückliche Ehe – bis zur Erkrankung von Esthi 2017.

Esthi war ausgebildete Kauffrau. Sie hatte das KV in einem Futtermühlebetrieb der Landi abgeschlossen, danach arbeitete sie im Spital Solothurn, wo sie berufsbegleitend die Weiterbildung zur Buchhalterin mit Fachausweis absolvierte. Das war kurz bevor wir uns kennen lernten. 2000 begann sie bei mir im Betrieb als Buchhalterin zu arbeiten. 2001 kam Michelle und 2003 Stephanie zur Welt, doch Esthi arbeitete nach der Geburt stets weiter. Dies war auch möglich, weil meine Eltern noch immer etwas im Familienbetrieb tätig waren, obwohl ich die Geschäftsleitung des Elektrofachgeschäfts nach der Absolvierung des Technikums von meinem Vater übernommen hatte. Kontinuirlich löste dann meine Frau meine Mutter ab. Dank Esthis Ausbildung konnten wir die Finanzen von der Betriebsbuchhaltung bis zur Lohnabrechnung nun inhouse abwickeln.

Wir übernahmen das Geschäft von meinen Eltern nicht nur operativ, sondern auch als Eigentümer, indem wir es ihnen kontinuierlich abkauften. 2004 bezogen wir ein Haus, das wir auf dem Land meiner Eltern unmittelbar neben der Firma bauen konnten. Davor hatten wir noch in Grenchen gewohnt, sodass ich kaum zuhause war. Durch den Umzug verbesserte sich die Situation auch für Esthi, indem sie sich flexibel zwischen dem Betrieb und der Familie bewegen konnte. Sobald die Kinder in den Kindergarten oder später in die Schule aufgebrochen waren, kam sie in ihr Büro. Das passte sehr gut. Wir mochten beide unsere Arbeit äusserst gerne. Esthi war die perfekte Buchhalterin: sehr präzise und hundertprozentig zuverlässig. Umso mehr fiel es mir auf, dass sich plötzlich Fehler einschlichen, grundlegende Fehler, die einer Buchhalterin nicht passieren.

Meine Frau liebte die Zahlen. Das Kreative lag ihr hingegen nicht so. Doch war sie eine herzliche Mutter und blühte in dieser Aufgabe richtiggehend auf. Ich konnte von meinem Büro aus hinüber in unseren Garten schauen, und das war insbesondere im Sommer ein wunderschöner Anblick: zu sehen, wie Esthi mit unseren Töchtern und anderen Kindern im Pool plantschte. Sie engagierte sich in Spielgruppen und später im Elternrat, der eine Ludothek betrieb, wo sie Revisorin war. Im Dorf hatte sie zahlreiche Kontakte zu anderen Müttern und war sehr umgänglich.

Esthi lachte viel, ihr Gesicht strahlt auf fast allen Fotos, die uns von ihr geblieben sind. Sie konnte gut schlichten und vermitteln und war daher gut im Dorf eingebettet. Sie pflegte ein gastfreundliches Haus und hütete oft Kinder aus der Nachbarschaft, sodass bei uns zuhause immer alles voller Leben war. Es kam kaum vor, dass ich am Abend von der Arbeit heimkehrte und niemand bei uns zu Besuch war.

Zudem war sie sehr sportlich und spielte im Volleyballclub. Zusammen gingen wir öfters joggen und nahmen an Stadtläufen teil. Skifahren spielte ebenfalls eine wichtige Rolle für uns beide, sodass wir jeden Winter mit den Kindern in den Sportferien waren. Dann probierten wir auch, ob Tennis etwas für uns wäre. Doch merkten wir sehr bald, dass eine Sportart nicht zu uns passte, wo wir gegeneinander spielten.

Die Rollenverteilung zwischen uns war klassisch und so betrachtet klar abgesteckt, doch begegneten wir uns in unserer Beziehung auf Augenhöhe. Sie hatte ihre klaren Vorstellungen und sagte nicht immer nur Ja zu allem. Ein Zug, der sich dann mit der Erkrankung radikalisierte, indem sie zunehmend dazu neigte, ständig auf Konfrontation zu gehen.

Nathalie: Ich lernte Luca mit siebzehn Jahren während meiner kaufmännischen Lehre in einem Treuhandbüro kennen. Er war ein Jahr älter als ich und befand sich in der Ausbildung zum Coiffeur. Das passte auf Anhieb, denn auch mit seinen Eltern

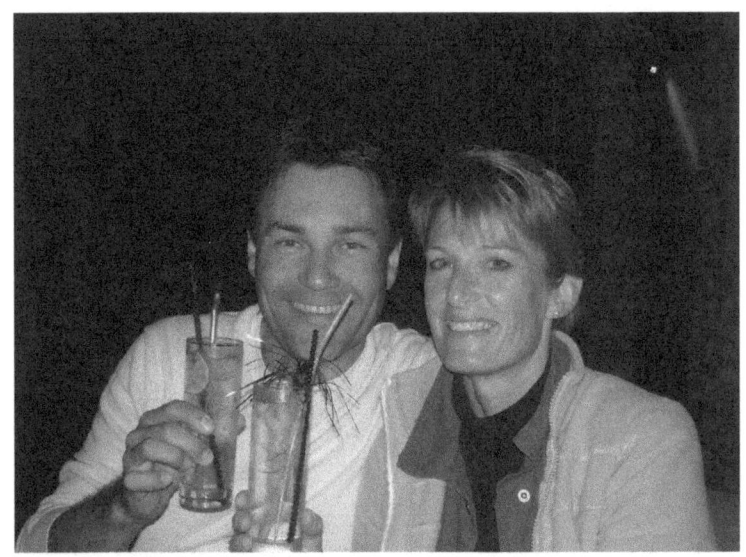

Thomas und Esthi in Zakynthos im September 2008

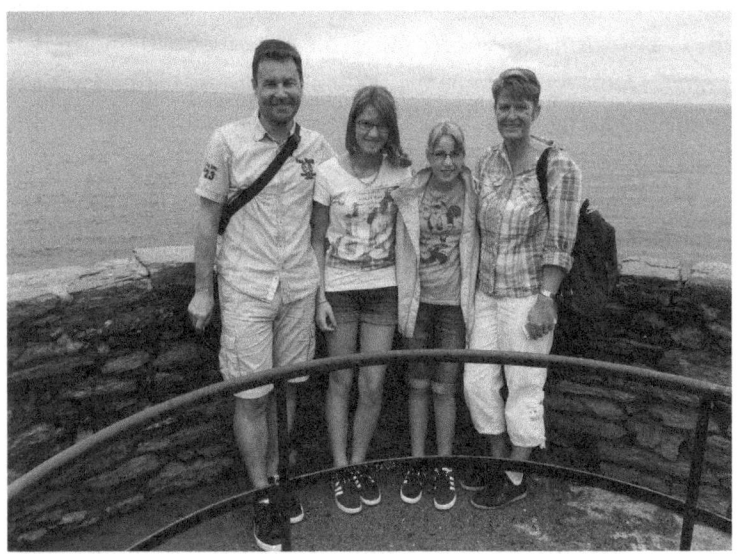

Thomas und Esthi mit den beiden Töchtern in Italien im Juli 2014

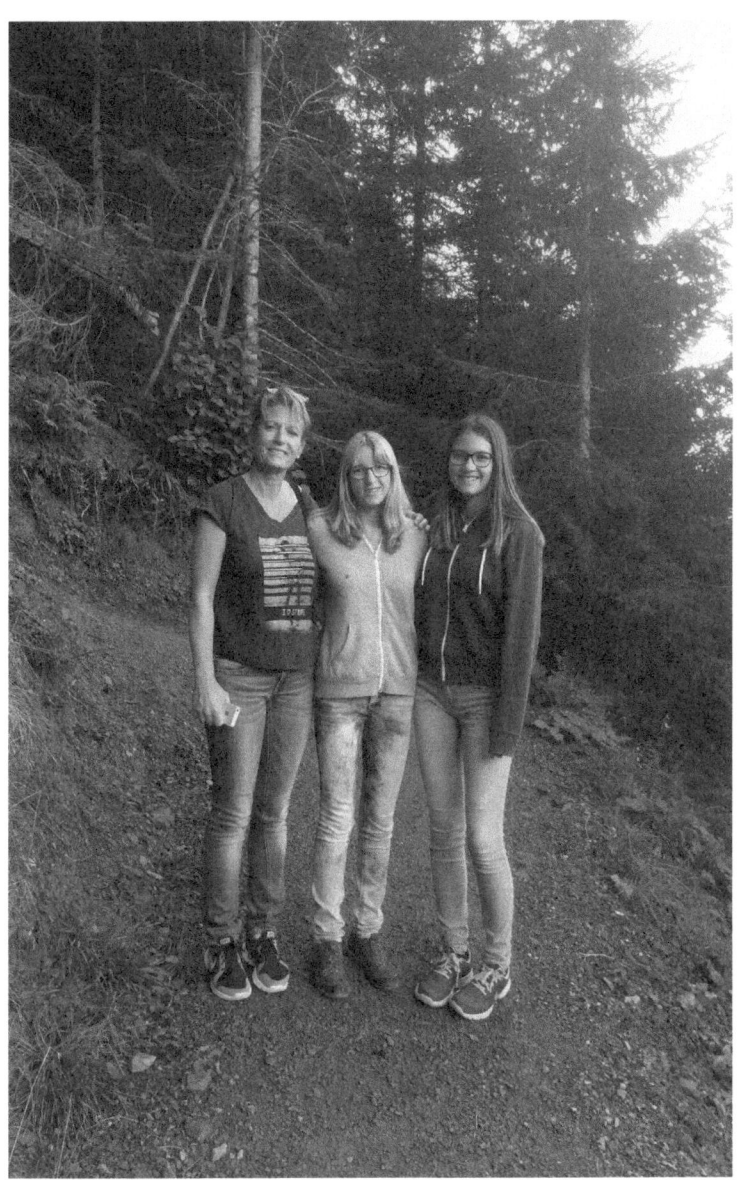

Esthi mit ihren Töchtern in Österreich im September 2016

und seiner Schwester verstand ich mich sehr gut. Lucas Familie stammte aus den Abruzzen, sodass ich schnell Italienisch lernte. Wir schlossen unsere Ausbildung ab, worauf sich Luca zum Damenfriseur weiterbildete. In den Ferien reisten wir viel. 1993, nach vier Jahren Beziehung, verlobten wir uns und zogen zusammen, um herauszufinden, ob wir auch im selben Haushalt so gut harmonierten. Denn für mich war immer klar, dass ich weiterhin arbeiten wollte und Luca im Haushalt mithelfen musste. Das klappte jedoch bestens, sodass wir 1995 in der Kirche von Spiez heirateten. Anschliessend fand auf der Winteregg in Mürren ein rauschendes Fest mit über hundert Leuten statt. Wir zogen in eine kleine Wohnung, um etwas Geld auf die Seite legen zu können.

1998 schliesslich kam Giuliano zur Welt. Es war keine einfache Zeit. Luca hatte plötzlich eine Allergie auf kosmetische Haarprodukte entwickelt und musste mithilfe der Invalidenversicherung eine Umschulung zum Informatiker machen. Doch konnte ich ihn bei meinem Arbeitgeber, einer grossen Vermögensverwaltung, einschleusen, wo er sich sofort integrierte und weiterbildete. Auch starb in diesem Jahr mein Vater mit 51 Jahren an Krebs. Es bedeutet mir sehr viel, dass er die Geburt meines ersten Kindes noch erlebt hat. Sehr bewegend ist für mich rückblickend, dass ich im genau gleichen Alter wie meine Mutter meinen Mann verlor: mit 49 Jahren.

2000 kam Gianmarco zur Welt. Unser zweiter Sohn war ein Wirbelwind und forderte uns sehr heraus. Selbst meine Mutter, die als Spielgruppenleiterin etwas von Kindererziehung verstand, sagte einmal, dass sie noch nie ein solch temperamentvolles Kind erlebt habe.

Von 1993 an engagierte sich Luca zusätzlich als Fussballtrainer. Das machte ihm grosse Freude, hiess aber auch, dass er viel weg war: Zweimal in der Woche Training und am Wochenende die Spiele bedeuteten, dass ich plötzlich sehr viel Zeit mit den Jungs alleine verbrachte. Wir hatten deswegen auch eine gravierende Ehekrise, in der mir bewusst wurde, dass ich den Fussball als Lucas Hobby akzeptieren musste.

Das war zwar hart, doch führte dies dazu, dass ich die Wochenenden von da an alleine mit den Kindern gestaltete. Wir kauften einen Wohnwagen, und ich fuhr damit jeweils in die Berge. Das gefiel mir, auch wenn ich alleine mit den Kindern war, so konnte ich neue Kontakte knüpfen, was mir sehr wichtig war. Luca wurde zunehmend eifersüchtig auf mein neues Sozialleben, das ich mir ausserhalb der Ehe aufbaute. Doch verstand er dies auch als eine Art Weckruf, worauf er sein Engagement für den Fussballclub reduzierte und die Wochenenden wieder vermehrt mit uns verbrachte. Das tat uns gut, sodass es mit uns als Familie wieder bergaufwärts ging.

Luca hatte ab 2010 eine sehr gute Stelle bei einer IT-Firma, die einem Ehepaar gehörte, mit dem er sich ausgezeichnet verstand und das zu Freunden wurde. Diese Firma ging leider 2014 in Konkurs wegen eines Veruntreuungsverdachts im Zusammenhang mit einem Auftrag des Bundes. Zwar zerschlug sich dieser Verdacht, aber für die Firma bedeutete es trotzdem das Ende. Das belastete meinen Mann sehr, vermutlich auch weil er schon damals innerlich nicht mehr so stabil war. Ich dachte aber an nichts weiter als an normale Veränderungen im Laufe des Lebens. Erst ein Jahr später kamen erste Zweifel auf. Wir fanden dann für ihn einen neuen Job als IT-Spezialist bei einem grossen schweizerischen Branchenverband.

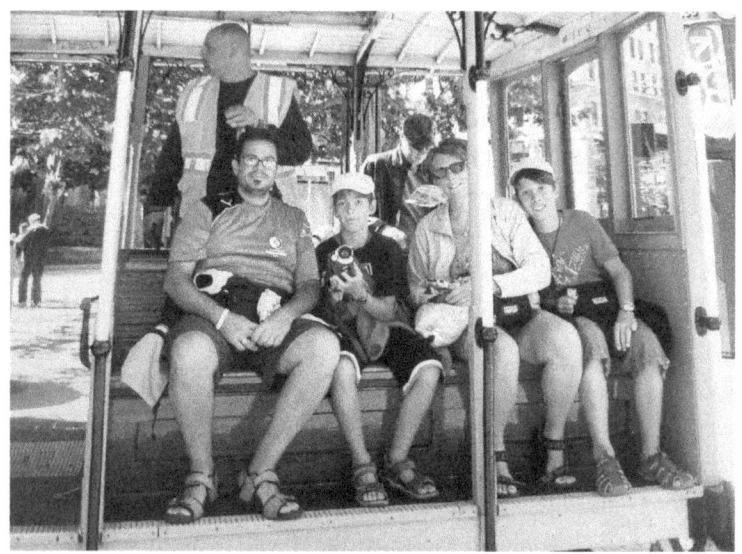

Luca, Nathalie und Söhne in den USA im Juli 2011

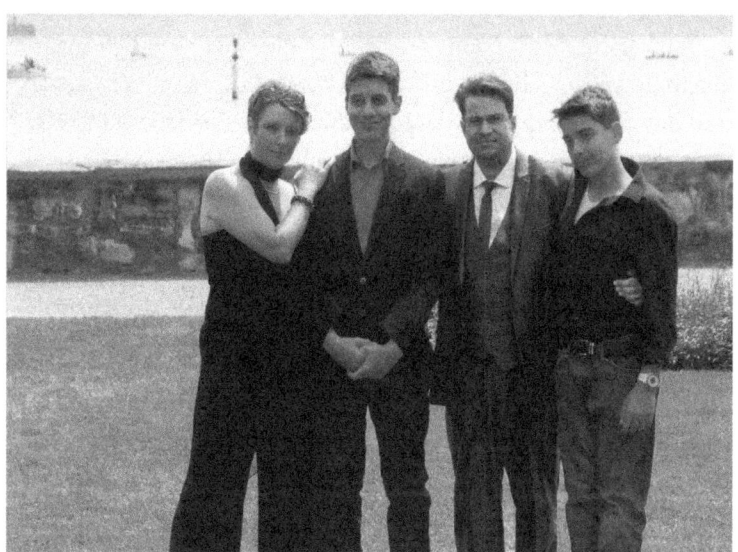

Nathalie und Luca mit ihren Söhnen, Giulianos Konfirmation im Juli 2014

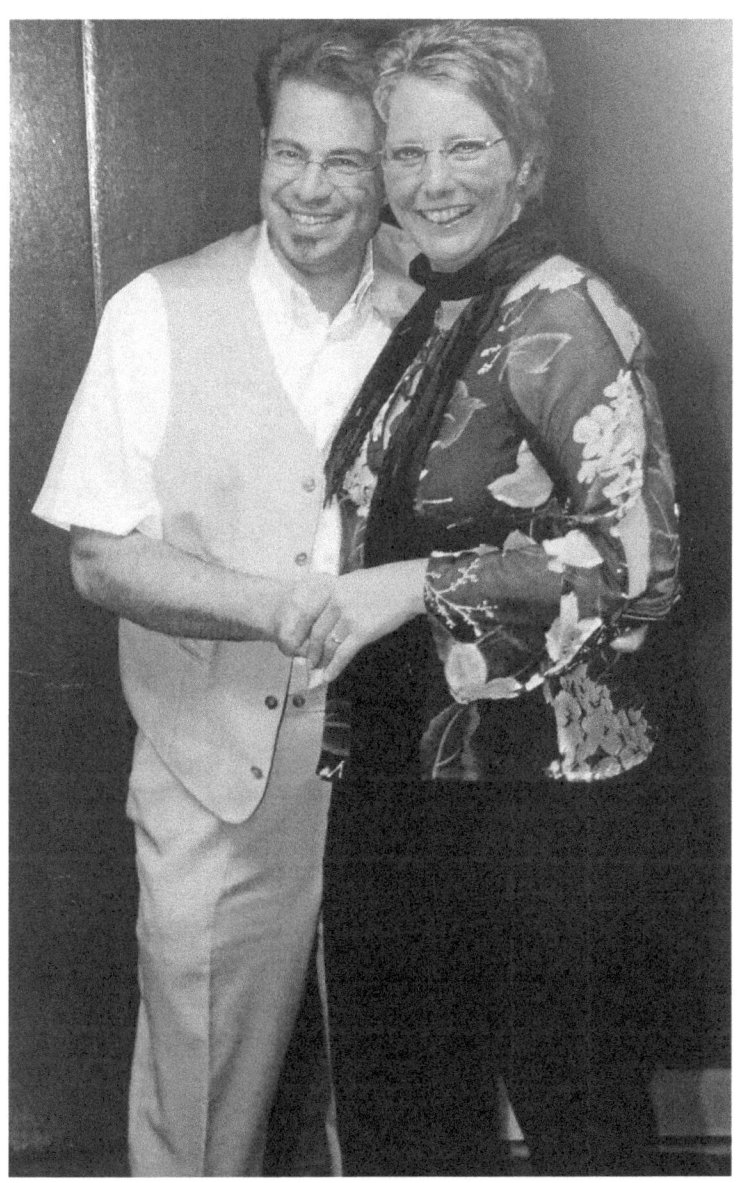

Luca und Nathalie an ihrem 40. Geburtstag im März 2012

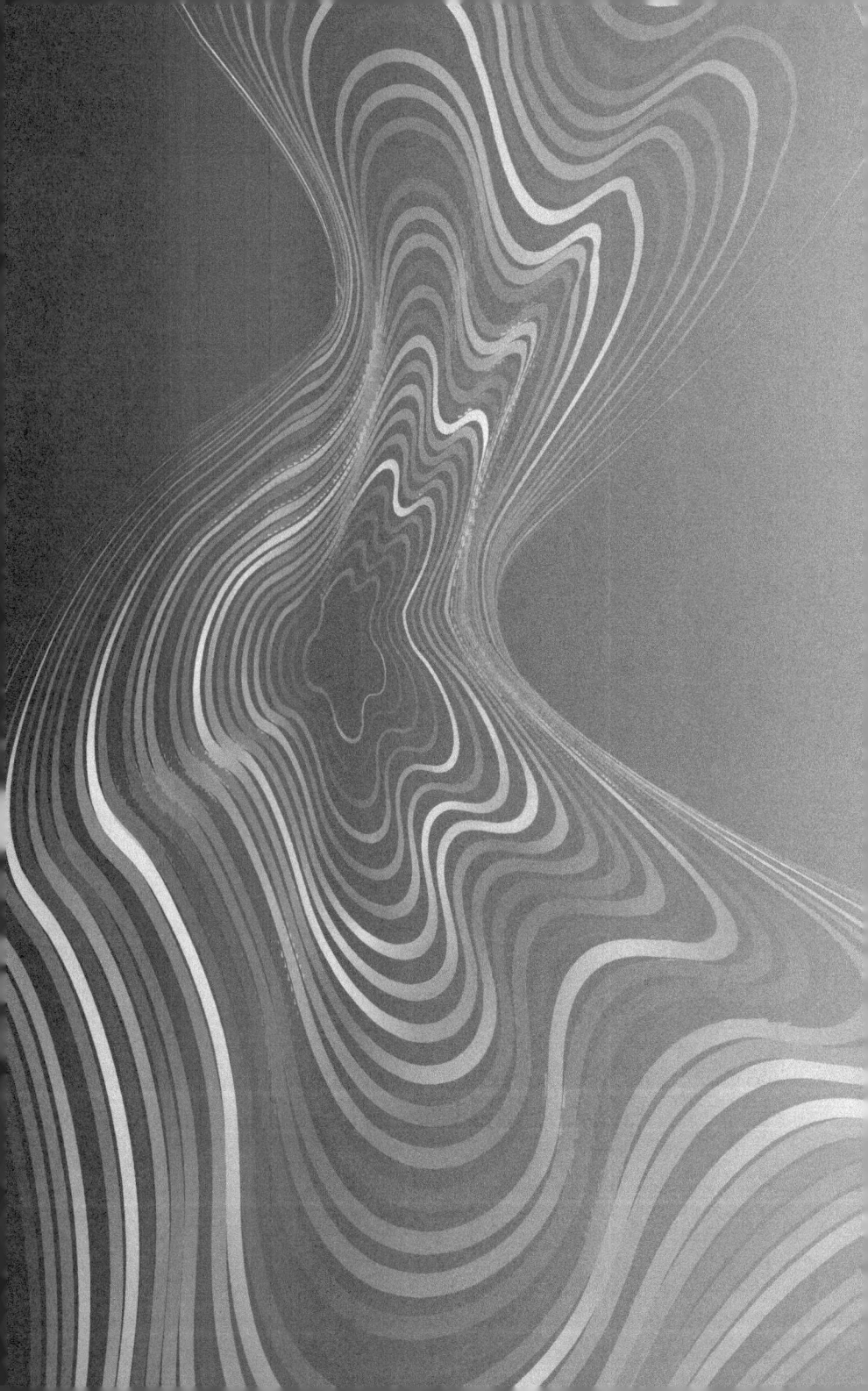

Interview mit Neurologe Marc Sollberger

Der Neurologe Dr. med. Marc Sollberger ist leitender Arzt für Neurologie an der Memory Clinic in Basel. Er leitet ein Forschungsprojekt zur verhaltensorientierten (behavioralen) Variante der frontotemporalen Demenz (bvFTD), die oft lange unerkannt bleibt. Da die Beobachtungen von Angehörigen zentral sind, hat er einen Fragebogen entwickelt, um die Verhaltensveränderungen aufgrund der Beobachtungen des näheren Umfelds für die Diagnostik zu erfassen.

Was ist die frontotemporale Demenz genau?
Momentan unterscheiden wir zwischen drei Formen von FTD. Bei der Verhaltensvariante (bvFTD) verlieren die Betroffenen ihr Einfühlungsvermögen in andere Menschen (Empathie), nehmen kaum noch Rücksicht auf andere. Ihr Verhalten ist für das Umfeld peinlich oder provozierend, sie wirken gefühlskalt, distanzlos oder gleichgültig. Im Frühstadium haben die Betroffenen keine Gedächtnisstörungen. Dafür verlieren viele ihren Antrieb und entwickeln starre, egozentrische und repetitive Verhaltensmuster. Masslosigkeit beim Essen kommt häufig vor, und die Fähigkeit zur Bewältigung von Alltagsaufgaben nimmt rasch ab. Gleichzeitig realisieren die Betroffenen nicht, dass sie krank sind.

Menschen mit einer semantischen Demenz verlieren das Wissen um die Bedeutung von Wörtern. Im weiteren Verlauf der Krankheit erkennen sie auch vertraute Gesichter und Ge-

genstände nicht mehr. Sie können jedoch weiterhin flüssig und grammatikalisch korrekt sprechen.

Bei der Variante der nicht flüssigen progredienten Aphasie haben Betroffene ausgeprägte Wortfindungsstörungen. Sprechen funktioniert nur mit grosser Anstrengung, dazu kommt fehlerhafte Grammatik und inkorrekte Aussprache. Schriftliche Notizen können bei der Verständigung helfen. Gedächtnis, Denkvermögen, Orientierung und Funktionsfähigkeit im Alltag bleiben jedoch über mehrere Jahre erhalten.

Bis zur Diagnose dauerte es bei den von uns porträtierten Betroffenen sehr lange. Einer der Hauptgründe dafür ist, dass bvFTD selten ist und entsprechend wenig bekannt. Was wird dagegen unternommen?
Um die Krankheit bei der Bevölkerung bekannter zu machen, setzt sich Alzheimer Schweiz auf mehreren Ebenen ein. Einerseits unterstützt sie Angehörigengruppen für bvFTD, andererseits bildet sie Gruppenleiterinnen und Gruppenleiter aus. Zudem erstellt Alzheimer Schweiz, in Zusammenarbeit mit mir, eine Infobroschüre für Angehörige. Auch auf der fachlichen Ebene tut sich etwas. Rund alle drei Monate tauschen sich Ärztinnen, Psychologen und Angehörigenberatende aus sämtlichen Sprachregionen der Schweiz im Swiss FTD-Network aus.

Typisch für bvFTD-Patientinnen und -Patienten ist die eingeschränkte Krankheitseinsicht. Das macht die Abklärungen sehr anspruchsvoll. Was verschafft Erleichterung?
Tatsächlich sind die bvFTD-Betroffenen überzeugt, gesund zu sein. Das soziale Umfeld leidet jedoch unter den Symptomen. Daher sind sie es, die auf eine Abklärung drängen. Wenn die Ärzteschaft, sprich Hausärzte, Neurologinnen und Psychiater,

«Die Bekanntheit der Krankheit wirkt sich
positiv auf ihre Behandlung aus.»

Marc Sollberger

die Patientinnen und Patienten für weitergehende Untersuchungen in die Memory Clinic überweisen, ist der grundlegende Schritt in der Unterstützung der Betroffenen und von
deren Angehörigen getan. Betroffene, die allein leben, fallen da
durch die Maschen.

**Was ist wichtig bei der Vermittlung der Diagnose an Patienten
und Angehörige?**
Die erwähnte fehlende Krankheitseinsicht führt dazu, dass
die Betroffenen nicht an der Diagnose interessiert sind. Ganz
anders die Angehörigen, welche unter der Situation leiden. Entsprechend nehmen wir uns für die Vermittlung der Diagnose
sehr viel Zeit. Die Angehörigen sind meist erleichtert, wenn sie
erfahren, dass die Verhaltensstörungen die Folge einer Krankheit sind.

**Was raten Sie Angehörigen, um ihre eigene Lebensqualität
und die ihrer kranken Partnerinnen und Partner aufrechtzuerhalten?**
Das Wichtigste ist, dass die Angehörigen auch zu sich schauen.
Denn wenn es ihnen gut geht, können sie besser mit der
schwierigen Situation umgehen, was sich positiv auf ihr Verhalten gegenüber der erkrankten Person auswirkt. Dies ist umso
wichtiger, als dass eine Vielzahl der Verhaltensstörungen durch
das Verhalten der Angehörigen mitbeeinflusst werden. Bei-

spielsweise treten Aggressionen oder verweigerndes Verhalten meist als Reaktion auf eine Handlung der Umgebung auf, die die Patienten aus ihrer Wohlfühlzone bringt. Wenn ein Patient den ganzen Tag im Lehnstuhl sitzen will, bedeutet das für ihn Lebensqualität. Drängt man ihn etwa zu einem Spaziergang, damit er sich auch mal bewegt, führt dies zu Stress, was sich in Verhaltensstörungen ausdrückt. Davon haben beide Seiten nichts. Wenn die Angehörigen realisieren, dass sie ihre Ansprüche und Vorstellungen zurücknehmen müssen, geht das Zusammenleben meist viel einfacher.

Die Krankheit ist unheilbar. Welche Rolle spielen Medikamente bei der Therapie?
Medikamente spielen gegenüber den nicht medikamentösen Massnahmen wie Beratung und Unterstützung der Angehörigen eine geringe Rolle. Falls jedoch Verhaltensstörungen stark bleiben und die Angehörigen darunter leiden, setzen wir auch Medikamente zu deren Behandlung ein. Gegen Stimmungsschwankungen oder Enthemmtheit haben sich Präparate bewährt, die auch in der Psychiatrie zum Einsatz kommen, unter anderem zur Behandlung von Depressionen und bipolaraffektiven Störungen. Auch Neuroleptika, die bei Psychosen verschrieben werden, können helfen. Sie verstärken jedoch meist die Antriebsarmut der Patientinnen und Patienten, weshalb wir sie zurückhaltend respektive möglichst nur für eine begrenzte Zeit verwenden.

Wie gross ist die Wahrscheinlichkeit, dass die Nachkommen der Betroffenen die Krankheit entwickeln werden?
Hier gilt es, zwischen familiären und nicht familiären Formen zu unterscheiden. Bei familiären Formen, welche 20 bis 30 Pro-

zent der bvFTD-Fälle ausmachen, ist die Krankheit Folge einer Genmutation. Hier beträgt die Wahrscheinlichkeit 50 Prozent, dass der Nachkomme die Krankheit ebenfalls entwickeln wird. Bei den nicht familiären Formen ist davon auszugehen, dass eine bestimmte Konstellation von Genen, möglicherweise in Kombination mit Umweltfaktoren, zum Krankheitsausbruch geführt hat. Die Wahrscheinlichkeit, dass hier der Nachkomme die Krankheit entwickeln wird, ist entsprechend gering, jedoch höher, als wenn der Elternteil die Krankheit nicht hätte. Herausfinden lässt sich dies mit einem Gentest.

Wie läuft ein Gentest ab?
Üblicherweise über eine sogenannte Paneldiagnostik, eine parallele Analyse vieler Gene, die für die Erkrankung in Verdacht stehen. Dabei wird nicht der Nachkomme, sondern die bereits erkrankte Person getestet. Wenn in seinem Blut nichts gefunden wird, umso besser. Falls doch, suchen wir gezielt nach der entdeckten Genmutation beim Nachkommen. Ist die erkrankte Person bereits verstorben, testen wir «nur» nach den häufigsten Mutationen. In dem Fall wird keine Paneldiagnostik durchgeführt, da diese Form der Diagnostik auch schwierig interpretierbare Befunde ergeben kann, was für eine beschwerdefreie Person belastend ist.

In welchem Fall empfiehlt sich ein Gentest?
Da eine Genmutation keine therapeutische Konsequenz hat, veranlassen wir genetische Tests nur auf Wunsch der Nachkommen einer erkrankten Person.

Laufen Medikamentenstudien zur Behandlung solcher Genmutation?

Erfreulicherweise ja. Aktuell beteiligen wir uns als Studien-
zentrum an einer internationalen Medikamentenstudie für
erkrankte und nicht erkrankte Personen einer Genmutation,
welche zu bvFTD führt. Falls diese Studie erfolgreich ist,
wird es in Zukunft ein Medikament geben, das den Ausbruch
der Krankheit bei nicht erkrankten Personen mit dieser Genmutation verhindert. Damit wäre ein erster grosser Schritt
in Richtung kausaler Therapie getan. Zudem würde die
Bekanntheit der Krankheit in der Ärzteschaft und Allgemein-
bevölkerung zunehmen, was sich positiv auf deren Erkennung
und Behandlung auswirken würde.

Wann kommt das Medikament voraussichtlich auf den Markt?
Zunächst muss die Studie erfolgreich sein, und wie lange es
dauert, bis sie abgeschlossen ist, lässt sich aktuell nicht sagen. Es
gibt noch Medikamentenstudien zu anderen Mutationen. Ich
bin also zuversichtlich, dass wir in den nächsten Jahren weitere
wichtige Erkenntnisse im Kampf gegen bvFTD gewinnen
werden.

**Sie betreiben auch klinische Forschung in der Memory Clinic
in Basel. Was sind Ihre Schwerpunkte?**
Wir wollen die Früherkennung von bvFTD mithilfe klinischer
Verfahren verbessern. In einem Forschungsprojekt sind wir an
der Entwicklung eines Tests zur Untersuchung der Emotions-
erkennung und der Perspektivenübernahme. Diese beiden Be-
reiche sind bei bvFTD Patienten typischerweise betroffen. Wir
hoffen, den Test in den nächsten Jahren in der Klinik nutzen zu
können.

In Zusammenarbeit mit Alzheimer Schweiz erarbeiten Sie noch ein weiteres Forschungsprojekt. Um was geht es dabei?
Wir haben einen Fragebogen für Angehörige entwickelt, in dem die typischen Verhaltensstörungen von bvFTD erfragt werden. Dazu gehören Antriebsarmut, Enthemmung, zwanghaftes Verhalten, Verlust an Einfühlungsvermögen und Essstörungen. Auch hier geht es darum, bvFTD frühzeitiger zu erkennen. Daneben gibt uns der Fragebogen auch detailliert Auskunft über die Klinik der erkrankten Person, was für deren Behandlung zentral ist.

Überleben und loslassen

Lucas Krankheit

Der Verlauf einer frontotemporalen Demenz ist höchst unterschiedlich. Das zeigt sich auch an der zeitlichen Entwicklung der Krankheit. Während diese bei Esthi in einem geradezu rasenden Tempo voranschritt und rund zwei Jahre dauerte, verlief sie bei Luca sehr viel langsamer über einen Zeitraum von fünf bis sechs Jahren. Beide Verläufe stellten an die Angehörigen ganz unterschiedliche Anforderungen.

Nathalie: Im Laufe des Jahres 2015 begannen die Probleme immer offensichtlicher zu werden. Wie ich erst nachträglich erfuhr, kam es an Lucas Arbeitsplatz vermehrt zu Mitarbeitergesprächen mit Mahnungen und Verwarnungen, von denen er mir nichts erzählte. Weshalb er mir das verheimlichte, ist schwierig zu beurteilen, doch vermutlich nahm er das einfach nicht so ernst.

Ein weiteres Indiz sah ich frühmorgens, wenn wir zusammen zur Arbeit fuhren. Wir hatten den gleichen Arbeitsweg, sodass er mich auf dem Roller mitnahm. Dabei fiel mir auf, wie waghalsig er plötzlich fuhr. Er machte riskante Manöver, indem er beispielsweise bei einer stehenden Kolonne aufs Trottoir auswich, mit den Kopfhörern laut Musik hörte und Regeln missachtete. Das irritierte mich nicht nur, es machte mir auch nur Angst.

Im Oktober 2015 sprach ich erstmals mit seinen Eltern, die mit mir einig waren, dass etwas nicht in Ordnung sein könnte mit Luca. Darauf beschloss ich, mit ihm zu einem Psychiater zu gehen, was er partout nicht wollte. Er war komplett uneinsichtig. «Mir geht es gut, beim Job läuft alles super», lautete seine Devise, doch der Rest der Familie litt unter der Situation. So liess ich nochmals ein paar Wochen verstreichen, aber im darauffolgenden Frühling 2016 sagte ich ihm: «Entweder kommst du jetzt mit mir zum Psychiater, oder ich stelle dir deinen Koffer vor die Türe. Ich kann nicht mehr. Es geht so nicht weiter!» Also meldete ich ihn an, und wir gingen zusammen in eine Praxis, die mir unser Hausarzt empfohlen hatte, und schilderten die Problematik. Nach ein paar Abklärungen wurde Luca die Diagnose einer Angst- und Zwangsdepression gestellt, was von der Symptomatik her passte.

Der Psychiater gab uns Aufgaben, die wir zuhause bis zum nächsten Termin umsetzen sollten. Doch in der Zwischenzeit spitzte sich die Situation zu, Ende Mai kam Luca von der Arbeit nach Hause und sagte mir: «Ich habe die Kündigung erhalten.» Da ging mir der Laden komplett runter, erfuhr ich doch erst jetzt, dass Luca schon vorher am Arbeitsplatz Probleme hatte.

Also rief ich den Psychiater an, um ihm mitzuteilen, dass ihm wegen der vermeintlichen Depression gekündigt worden sei und jetzt dringend etwas gehen müsse, ansonsten müsse ich bald selber in die Psychiatrie eingeliefert werden. Denn nicht nur bei der Arbeit, sondern auch zuhause lief die Situation zunehmend aus dem Ruder. Also organisierte uns der Arzt einen Platz in einer Privatklinik, und ich flehte Luca an: «Lass dir bitte helfen, sonst gehen wir alle zugrunde.» Das verstand und akzeptierte er. Vor allem wichtig war, dass der Arzt rückwirkend ein Arztzeugnis ausstellen konnte, damit die Kündigung unterbrochen und der

Lohn weiterbezahlt wurde. Logischerweise war der Arbeitgeber zu Beginn damit nicht einverstanden, doch klappte es nach beharrlichem Insistieren von meiner Seite her schliesslich doch, und wir hatten zum ersten Mal seit längerem daheim etwas Luft zum Atmen.

Unter der Woche war Luca in der Klinik, am Freitagabend holte ich ihn dort ab, sodass er am Wochenende zuhause war. Das war alles so schwierig, und mir kommen noch heute die Tränen, wenn ich daran denke, wie belastend das für uns war. Es war zum Verzweifeln, nicht zu wissen, was los war und was zu tun war. Ich versuchte mit ihm Ausflüge zu machen, doch schloss er sich vor der Abfahrt ein, weil er viel zu müde war, um etwas zu unternehmen. Er war ein komplett anderer Mensch. Ich hatte absolut keinen Zugang mehr zu ihm.

Dann wollte Luca im Sommer 2016 unbedingt nach Italien in die Ferien fahren. Ich war unsicher, ob das wirklich eine gute Idee war. Ich sprach mit dem Psychiater, der nach langem Hin und Her einwilligte, bedeutete dies doch eine Unterbrechung der Therapie. So flogen wir nach Italien, mieteten ein Auto und fuhren an den Ort, wo Lucas Eltern aufgewachsen waren und ein Haus besassen.

Doch die Ferien waren vom ersten Tag an die reinste Katastrophe, um nicht zu sagen ein Albtraum. Überall wo wir waren, fiel sein Verhalten auf. Wenn er am Steuer sass, war das lebensgefährlich, am Strand hörte er laut Musik und sang aus voller Kehle mit, sodass es für unsere Jungs peinlich war. Wegen des Autofahrens kam es schliesslich zu Konflikten, weil ich mich weigerte, von ihm chauffiert zu werden. Als er doch einmal fuhr, baute er prompt einen Selbstunfall, sodass wir das Auto schliesslich mit Schaden zurückgeben mussten.

Ich war unendlich froh, wieder zurück in der Schweiz zu sein. Als ich diese Erlebnisse dem Psychiater erzählte, fand er nichts ungewöhnlich daran, sondern zog den Klinikaufenthalt über vier Monate weiter. Mir hingegen wurde immer deutlicher, dass etwas nicht stimmte und an eine Rückkehr ins Arbeitsleben längerfristig nicht zu denken war. Also meldete ich Luca bei der Invalidenversicherung an und kümmerte mich darum, dass ich mein Arbeitspensum mit einer zusätzlichen Stelle erhöhen konnte, was ab September 2016 der Fall war. Glücklicherweise hatte Luca eine sehr gute Taggeldversicherung, die seinen Lohn rückwirkend zu 100 Prozent abdeckte.

Als er aus der Klinik entlassen wurde, ging es ihm schlechter als vorher. Wiederum waren wir auf uns alleine gestellt. Ich redete mit seinen Eltern, bat sie verzweifelt um Hilfe, weil ich nicht mehr weiterwusste. Um selber zu überleben und mich und meine Kinder zu «retten», sah ich eigentlich nur noch einen Weg, was ich ihnen auch sagte: ihn zu verlassen. Darauf redeten meine Schwiegereltern mit Luca und flehten ihn an, sich zusammenzureissen. Dass all diese Botschaften zwecklos waren und ihn aufgrund seiner tatsächlichen, damals immer noch nicht diagnostizierten Krankheit nicht erreichten, konnten auch sie zu diesem Zeitpunkt nicht wissen. Denn noch immer wurde er psychiatrisch wegen einer Depression behandelt.

Ich aber liess weiterhin nichts unversucht und meldete Luca erneut beim Hausarzt an. Darauf hielt er sich vom Oktober 2016 an in der Tagesklinik der Universitären Psychiatrischen Dienste Bern auf. Dort betreute ihn eine Psychiaterin, die mir bald einmal sagte: «Das ist keine atypische Depression, sondern etwas anderes. Ich melde ihren Mann für eine neurologische Untersuchung an.» Diese fand im Dezember 2016 während fünf Tagen in der Universitätsklinik statt.

Am 16. Dezember 2016 wurden Nathalie und Luca sowie seine Schwester und Mutter in die Klinik gebeten, wo ihnen mitgeteilt wurde, dass Luca an frontotemporaler Demenz leide – eine Krankheit, die «unheilbar und mit tödlichem Ende in ein paar wenigen Jahren» sei. Diese Diagnose schlug ein wie eine Bombe. Auf der einen Seite war es eine Entlastung, weil die Krankheit endlich einen Namen hatte. Auf der anderen Seite war es für Nathalie eine grosse Belastung: «Plötzlich kommt dieses schlechte Gewissen, dass er für sein ganzes Verhalten keine Verantwortung tragen konnte und dass all das Leid, das er dir und der Familie zugefügt hatte, ohne sein Verschulden war. Luca selber reagierte auf die Verkündung dieser Diagnose nicht. Er war überzeugt, dass mit ihm alles in Ordnung war und er gesund sei. Diese Un-einsichtigkeit gehört zu diesem Krankheitsbild.»

Die grosse Frage für Nathalie aber war: Wie weiter? «Ich war komplett am Ende meiner Kräfte. Der Arzt gab mir ein Kärt-chen mit der Adresse einer Psychologin, an die ich mich wenden könne. Ich sah kein Ende dieser leidvollen Geschichte und war von den unzähligen schlaflosen Nächten vollständig erschöpft. Ich arbeitete 90 Prozent in anspruchsvollen Jobs, sorgte für die Kinder und war pausenlos mit diesem ausweglosen Zustand meines Mannes konfrontiert. So kam es, dass ich eine Überdosis Schlaftabletten einnahm. Nicht weil ich mir das Leben nehmen wollte, sondern einfach um einmal Ruhe zu haben von diesem permanenten Rattern im Kopf, von all der Sorge und Ungewiss-heit. Und da geschah etwas Verrücktes: Als ich bewusstlos am Boden lag, spürte ich plötzlich, wie mir ein Fuss über das Ge-sicht streichelte. Es war Luca, der zwar nicht einordnen konnte, weshalb ich am Boden lag, und doch das einzig Richtige tat: Er wählte die Nummer der Ambulanz. Die darauffolgende Nacht verbrachte ich im Spital, und am nächsten Tag kamen meine

Mutter und ihr Partner, um mich abzuholen.» Von diesem Moment an war für Nathalie klar, dass sich etwas ändern musste.

Auf eine Demenzerkrankung in jungen Jahren ist keine Klinik vorbereitet. Dazu kommt, dass die frontotemporale Demenz nicht mit den typischen Demenzsymptomen wie Vergesslichkeit auftritt wie etwa Alzheimer. FTD-Patientinnen und -Patienten leiden nicht unter Gedächtnisverlust und zunehmender Verwirrtheit, sondern es fehlt ihnen an Impulskontrolle, und damit einher gehen Auffälligkeiten im Verhalten. Diese fordern das nähere Umfeld in einem Ausmass, dass ein normaler Alltag, ein normales Zusammenleben kaum noch möglich sind. Doch gibt es noch keine angemessenen Therapie- und Betreuungsangebote für Menschen, die an dieser seltenen Form von Demenz leiden.

«Es ist sehr schwierig, Entlastungsmöglichkeiten zu finden, sei dies zu Hause oder in einer Tagesklinik oder an einem für Demenzerkrankte geeigneten Ferienplatz», schreibt Margrit Dobler im Buch «Demenz. Fakten, Geschichten, Perspektiven», herausgegeben von Irene Bopp-Kistler. Die Sozialarbeiterin hat sich auf die Begleitung Angehöriger von FTD-Patienten spezialisiert und erlebt in Gesprächsgruppen und persönlichen Beratungsgesprächen täglich, wie schwierig es ist, eine geeignete Institution für Menschen mit dieser spezifischen Demenzform zu finden. «FTD-Patienten sprengen alle Normen», schreibt die Fachfrau weiter. «Die meisten Institutionen sind nicht dafür eingerichtet, so schwierige Patienten aufzunehmen, weil die Betreuung extrem personalintensiv ist und die nötige Ausbildung fehlt. Doch auch bei vorhandenem Wissen kommen Betreuende oft an ihre Grenzen, und manchmal ist eine Verlegung in eine psychiatrische Klinik nicht zu umgehen.»

Die Erkenntnis von Demenzfachfrau Margrit Dobler spiegelt sich eins zu eins in den Erfahrungen von Nathalie und Thomas.

Nachdem Esthi und Luca nicht mehr zuhause wohnen konnten, weil es für sie selber und ihre Angehörigen unerträglich geworden war, begann ein ständiger Orientierungslauf, ja eine von Überforderung und Verzweiflung geprägte Odyssee auf der Suche nach einer passenden Betreuung.

Im Fall von Luca zeichnete sich schnell ab, dass die im Januar 2017 gewählte Tagesstruktur in einer Demenzklinik nicht funktionierte, weil sich diese für ihn als zu anspruchsvoll herausstellte. Das Aufbrechen jeden Morgen von zuhause in eine externe Tagesbetreuung klappte nicht.

Nathalie: Geplant war ein Tagesablauf, bei dem Luca morgens, nachdem ich zur Arbeit gegangen war, von der Spitex vorbereitet wurde, damit er vom Behindertentaxi abgeholt und in die Tagesklinik gefahren werden konnte. Doch bereits am zweiten Tag öffnete er die Türe nicht, sodass dieser Plan aufgegeben werden musste. Ich war verzweifelt und ohne Geduld. Jeden Tag kam ich zu spät zur Arbeit, was meinem Ordnungssinn nicht entsprach, und ich konnte mich kaum noch konzentrieren. Ohne die Toleranz und Unterstützung meiner Arbeitgeber wäre das nicht gegangen.

In meiner Verzweiflung sprach ich mit einem vertrauten Arzt, der zum Schluss kam, dass die Einweisung in eine Klinik die einzige Lösung war. Also kam es zu einer betreuten fürsorgerischen Unterbringung (BFU) in einer universitären psychiatrischen Klinik, wo weitere gesundheitliche Abklärungen gemacht wurden, denen eine stationäre Unterbringung in einem Heim folgen sollte.

Am 16. Januar 2017 wurde Luca eingewiesen. Damit Nathalie an diesem Morgen nicht alleine war, bat sie eine Freundin, ihr zu helfen und dabei zu sein. Ohne dass Luca es bemerkte, packte sie die Koffer und nahm an allen Türen die Schlüssel weg, damit er sich nicht einschliessen konnte – was in der Zeit davor immer wieder vorgekommen war. Der Arzt kam, erklärte Luca, was geschehen würde, und gab ihm eine Beruhigungstablette. Dann trafen die Sanitäter ein und redeten ebenfalls mit ihm. Er war ziemlich ruhig, doch wiederholte er immer wieder: «I wott nid!» Schliesslich liess sich Luca nach draussen zum Sanitätsauto begleiten.

«Das war sehr schwer zu ertragen», erinnert sich Nathalie. Zu sehen, wie Luca mit den Sanitätern zum Ambulanzwagen lief, gab ihr einen Stich ins Herz. «Dieses schlechte Gewissen, das dich überkommt, wenn du einfach über das weitere Leben deines Partners entscheidest und dich über seinen Willen hinwegsetzen, wenn du ihm einen Weg weisen musst, von dem du zwar weisst, dass er der einzig richtige ist, aber auch dass er diesen nicht selber gewählt hat – das tut sehr weh.»

Nathalies Stimme stockt heute noch, wenn sie sich an diese Zerrissenheit erinnert, in der sie sich damals befand. An jenem Abend erzählte sie dann auch ihren Kindern, was geschehen war. Rückblickend bezeichnet sie diesen Tag voller belastender und trauriger Momente als «schlimmsten Tag in meinem Leben».

Luca hielt sich drei bis vier Monate in der psychiatrischen Klinik auf, wo die verschiedenen Abklärungen stattfanden. Eine langfristige Lösung zu suchen, war sehr anspruchsvoll, weil ein 46-jähriger FTD-Patient nicht ins Gefüge der bestehenden Therapieangebote für Demenzerkrankte passte, die fast doppelt so alt waren.

Im Sommer 2017 fand Nathalie schliesslich in einem Wohn- und Pflegeheim eine geeignete Unterbringung, dort kam Luca auf eine IV-Station mit Patienten unterschiedlicher Altersstufen

> «Ich wollte meinen Jungs nicht zumuten,
> dass ich vor ihren Augen
> ihrem Vater die Windeln wechseln musste.»

Nathalie De Febis

und mit verschiedenen Krankheiten. Das schien ihr eine gute Lösung zu sein – auf jeden Fall besser als eine Demenzabteilung.

Diesen Weg zu begleiten, war sowohl für Angehörige als auch Betreuende sehr schwierig. Zu Beginn kam Luca am Wochenende noch nach Hause, doch als er immer pflegebedürftiger wurde, ging das nicht mehr.

Nathalie: Ich wollte meinen Jungs nicht zumuten, dass ich vor ihren Augen ihrem Vater die Windeln wechseln musste. Abgesehen davon fühlte ich mich überfordert mit dieser Aufgabe, schliesslich war ich dafür nicht ausgebildet, und wenn es deinen eigenen Mann betrifft, ist das eine sehr spezielle Herausforderung. Daher mussten wir diese Wochenendbesuche leider einstellen.

Nun kam aber ein neues Problem dazu: Bei Luca war auffallend, dass er sehr lange einen enorm guten Orientierungssinn hatte und es sehr clever verstand, Schlupfwege zu finden, um auszureissen und nach Hause zu kommen. Das führte dazu, dass er mehrfach vom Heim weglief und bei uns zuhause vor der Türe stand. Ich habe nicht gezählt, wie oft das Telefon bei mir klingelte, eine nervöse Pflegefachfrau am Draht war und fragte, ob ich wisse, wo mein Mann sei. Wie oft mussten wir die Polizei einschalten und ihn zu suchen lassen.

Seine Ausreisser wurden immer mehr zu einer Belastung und führten schliesslich dazu, dass Luca Ende 2017 in eine geschlossene Demenzabteilung versetzt werden musste. Doch sogar dort fand er das richtige Türschloss und die entsprechende Methode, um alle Sicherungsmassnahmen zu durchbrechen. Also blieb er nur zwei Monate, weil das Personal mit ihm komplett überfordert war und er auch für die anderen Patientinnen und Patienten zur Belastung wurde.

Schliesslich kam Luca in Absprache mit der Kindes- und Erwachsenenschutzbehörde (KESB) per 1. März 2018 zurück in die Klinik der Universitären Psychiatrischen Dienste, wo ein neuer Aufenthaltsort koordiniert wurde. Lucas nächste Station war ab April wiederum ein Alters- und Pflegeheim, wo er bis im September untergebracht war. Das waren belastende Monate, begleitet von Gefühlen des schlechten Gewissens und der Überforderung, aber auch im Bewusstsein, dass es nicht an mir lag, weshalb mein Mann dieser endlosen und unwürdigen Odyssee ausgeliefert war, sondern dass es für einen Patienten wie ihn einfach keine passende Lösung gab.

Im Oktober 2018 kam Luca dann wieder zurück in die psychiatrische Universitätsklinik. Dieses Mal für ganze vier Monate, um eine längerfristige und besser geeignete Lösung zu suchen. Die fand man schliesslich in einem Angebot der Stiftung Tilia, wohin er Anfang 2019 überführt wurde. Sie beschreibt ihr Angebot auf der eigenen Website wie folgt: «Tilia betreibt stationäre Langzeit-Wohnbereiche, Fachabteilungen für Demenz- und Respirationserkrankungen, psychiatrische, neurologische und bariatrische Langzeitpflege sowie diverse ambulante Angebote.»

Diesen Ort betrachtet Nathalie rückblickend als Glücksfall, weil ihr Mann dort endlich eine ihm angepasste Betreuung mit therapeutischer Eins-zu-eins-Zuwendung erhielt. Trotzdem waren die wöchentlichen Besuche belastend. «Du besuchst einen Menschen, den du zu kennen glaubst, der dir aber wie einer Fremden begegnet. Alle Gesprächsthemen von früher sind erloschen. Sein Gesicht ist dir zwar vertraut, aber das Wesen, den Charakter von einst, erkennst du nicht mehr. Ich war immer komplett am Boden zerstört, wenn ich bei meinem Ehemann war. Daher setzte ich auch meine Jungs nicht unter Druck, ihn möglichst oft zu besuchen.» In diesem Heim blieb Luca mit einem kurzen Unterbruch für medizinische Abklärungen im Frühjahr 2020 bis zu seinem Tod im Sommer 2020.

Esthis Krankheit

Die Verzweiflung war gross, als Thomas am 1. Januar 2018 den Notfall des Spitals anrief, weil er schlichtweg nicht mehr weiterwusste, aber auch sah, dass dringend etwas geschehen musste. Zwar waren die neurologischen Abklärungen in die Wege geleitet, doch der Weg dorthin dauerte dem stets handlungsorientierten Unternehmer angesichts der dramatischen Situation viel zu lange. Dazu kam, dass sein Vertrauen in das schwerfällige medizinische Netzwerk hinsichtlich einer Perspektive, seiner Frau weiterzuhelfen, auf dem Tiefpunkt angelangt war. Als Firmenchef gewohnt, das Schicksal in die eigenen Hände zu nehmen, sah Thomas sich zum Handeln gezwungen.

Thomas: Wir hatten den Silvester bei einer befreundeten Familie gefeiert, die Bescheid über den Gesundheitszustand meiner Frau wusste und uns eingeladen hatte. Das war ein sehr belastender Abend für uns alle. Meine Frau war in ihrem Verhalten so sehr ausser Kontrolle, dass ich noch am selben Abend entschied, am kommenden Tag die Ambulanz anzurufen. Ich besprach meine Absichten mit dem befreundeten Paar, so konnten unsere Kinder bei ihnen sein und mussten diesen Moment nicht miterleben. Allerdings sagte ich ihnen nicht den wahren Grund, weshalb sie dort sein würden.

Also fuhr ich meine Mädchen am Neujahrstag hin und blieb dann eine Viertelstunde im Auto sitzen, bis ich die Notfallnummer 144 wählte. Es zerriss mir fast das Herz, als ich auf meinem Handy diese Nummer drückte, die Esthis Schicksal besiegeln würde. Das brauchte sehr viel Überwindung, zumal Esthi an diesem Morgen in einem ausgesprochen guten Zustand war. Sie hatte zufrieden gelacht und von diesem gemeinsamen Silvesterabend geschwärmt, der für alle anderen in keiner Weise fröhlich gewesen war. Als würde sie mir diesen gravierenden Schritt unbewusst zum Vorwurf machen, war sie seit langer Zeit erstmals wieder am Putzen, als ich durch die Haustüre trat, an der nur wenige Minuten später die Ambulanz klingeln würde.

Ich sehe meine Frau noch heute verdutzt mit dem Staubsauger auf der Treppe stehen, als sie die beiden Sanitäter erblickte – ein Mann und eine Frau. Die Sanitäterin begann sorgsam mit ihr zu reden, sodass ihre anfängliche Abwehr sich nach etwa einer Stunde legte und sie sich entschied, das Ambulanzauto zu besteigen. Wir fuhren in den Notfall des nächsten grösseren Spitals, wo wir an diesem Neujahrstag eine desolate Situation antrafen. Wir mussten fünf bis sechs Stunden warten, sodass meine Frau zunehmend die Nerven und schliesslich komplett die Fassung verlor. Alles, was sie in die Hände bekam, warf sie um sich. Vorhänge riss sie runter, Trolleys schubste sie gewaltsam weg – und dann schrie sie. Schliesslich bekam sie einen Wachmann an die Seite gestellt, endlich kam ein Arzt, nahm sich ihrer an und leitete die fürsorgerische Unterbringung in die Wege.

Erneut kam die Ambulanz, die Esthi nun in die Klinik der Universitären Psychiatrischen Dienste fuhr. Da die Regel gilt, dass die betroffene Person selbstständig und ohne Zwang die Ambulanz besteigen muss, dauerte das wiederum sehr lange. Zudem war der Wachdienst des Personals anwesend, um diesen unwürdigen, aber offenbar notwendigen Weg zu begleiten. Dort angekommen, musste ich mich zuerst fassen. Wir wurden in eine Abteilung geführt, in der eine gewöhnungsbedürftige Atmosphäre herrschte. Ältere Menschen irrten im Gang umher. Es roch unangenehm, sodass ich immer mehr Zweifel bekam, ob ich meiner Frau da nicht ein grosses Unrecht antue. Ein fremdsprachiger Arzt ging mit uns mechanisch ein Formular durch, es waren Fragen zu beantworten wie ob sie freiwillig hier sei, was Esthi natürlich verneinte. Alles war wie in einem Horrorfilm und für mich der Tiefpunkt alles bisher Erlebten.

Doch wusste ich, dass es keinen Weg zurück gab, und vertraute auf unser Gesundheitssystem, auch wenn es mir in diesen ersten Momenten sein unangenehmes Gesicht zeigte. Zwei Tage später kam meine Frau schliesslich in eine andere Abteilung, die ihrer Situation angemessener war und wo sie in einem Zweierzimmer untergebracht war.

Wenn Thomas auf diesen Moment zurückblickt, überkommt ihn auch heute noch ein schlechtes Gewissen. Er war es, der diesen Weg auslöste. Es war sein Entscheid, die Notbremse zu ziehen und die Ambulanz anzurufen, statt schrittweise diverse Untersuchungen zu machen und erst allerlei Dinge auszuprobieren. Doch hatte er in seinen dunkelsten Vorstellungen nicht erahnen können, wie letztlich alles abgelaufen war. «Du denkst, wir leben in einem Land mit dem teuersten Gesundheitssystem der Welt, und stellst mit Erstaunen fest, dass auf eine solche Situation niemand vorbereitet ist und adäquat reagieren kann», bilanziert er drei Jahre später.

Trotzdem würde er vermutlich nochmals alles genau gleich machen – auch weil er inzwischen die Geschichte von Nathalie kennt, die mit Luca immer wieder nach neuen Lösungen suchte, was das Leid jedoch nicht kleiner machte.

Als Esthi in der psychiatrischen Abteilung ankam, tappten die Expertinnen und Experten noch immer im Dunkeln, was ihre Diagnose angelangte. Es lag ein MRI vor, aber die für die FTD aussagekräftige Positronen-Emissions-Tomographie (PET), ein nuklearmedizinisches Verfahren, womit dreidimensional Stoffwechselaktivitäten im Gewebe dargestellt werden können, und die neuropsychologischen Abklärungen waren noch nicht gemacht.

Thomas: Meine Frau wurde nun erstmals vollumfänglich medizinisch abgeklärt. Man ging nach dem Ausschlussverfahren vor und unternahm teilweise sehr anspruchsvolle Untersuchungen, die Esthis Mitmachen und Einverständnis erforderten. Da sie keine Untersuchung freiwillig machte, zog sich jede in die Länge. Man zog alles in Erwägung, von Zeckenbissen bis Geschlechtskrankheiten. Sie wiederholte immer wieder: «Ich bin gesund und will nach Hause. All dies hier ist unnötig.»

Und immer wieder hiess es vonseiten der Ärzte: «Wir haben nichts gefunden.» Da Esthi als zurechnungsfähig galt, wurden die Resultate stets mit ihr zusammen besprochen, was für mich sehr anspruchsvoll war. Denn ich musste dem Arzt vor meiner Frau Antworten geben, die im Widerspruch zu ihrer Selbstwahrnehmung standen, nahm sie sich selber doch als kerngesund wahr. Ich musste den Fachpersonen vor ihren Augen sagen, wie unmöglich sie sich zuhause benommen hatte. Es war sehr schmerzhaft und belastend, sie auf diese Weise blosszustellen, und hinderte mich auch daran, die ganze Wahrheit zu sagen. Und wenn ich nachträglich per Mail im Vertrauen Informationen nachlieferte, die mir medizinisch wichtig erschienen, nahmen die Ärzte das bei der nächsten Sitzung auf und schilderten meine Darstellung in ihrer Anwesenheit. Dabei gab sie mir Stösse mit dem Bein unter dem Tisch, auch sonst wurde sie gewalttätig, sie warf Mobiliar im Konsultationszimmer umher. Das war sehr hart und zerriss mir fast das Herz.

Denn ich war damals noch nicht ihr Vorsorgebeauftragter, sodass sie in alle Abklärungen als mündige Person involviert war. Diese Zeit der juristischen Abklärungen unseres Vorsorgeauftrages dauerte mehrere Monate und war sehr schwierig.

Dazu kam, dass sie stets ihr Handy dabeihatte und insbesondere die Kinder ständig mit belastenden Nachrichten bombardierte. Es gab keine Handhabung, dies zu unterbinden, denn welches Kind sperrt schon die eigene Mutter auf seinem Smartphone? Kaum hatte ich die Klinik verlassen, rief sie mich mit dem Handy an, um mir auf diesem Weg zu sagen, dass sie mich fertigmachen würde für das ganze Leid, das ich ihr antue. Die Kommunikation war auf allen Ebenen sehr schwierig, von den Fachleuten fühlte ich mich mit diesem Thema auch im Stich gelassen.

Ständig in der Diskrepanz zu leben, auf der einen Seite das Beste für meine Frau zu wollen und von ihr zugleich so feindselig behandelt zu werden, war enorm schmerzhaft. Zumal sie diesen Ton auch gegenüber den Kindern einschlug. Damit wurde ich komplett alleingelassen. Ich musste realisieren, dass sich das

Beratungsangebot für Angehörige von Demenzerkrankten fast ausschliesslich mit Alzheimer oder hochaltriger Demenz befasste, die mit Gedächtnisverlust verbunden waren, während meine Frau trotz fortgeschrittener Krankheit nach wie vor messerscharf denken konnte, jedoch in ihrem Verhalten den Kompass komplett verloren hatte.

Im Frühling 2018 erfuhren wir dann schliesslich nach eingehenden Untersuchungen, die alle gegen den Willen meiner Frau durchgeführt wurden, die traurige Diagnose. Wie in einem Universitätsspital üblich war es wiederum eine neue Person, wir hatten sie noch nie zuvor gesehen, die uns diese Schreckensbotschaft mitteilte. Wir hatten in dieser kurzen Zeit ein Dutzend Ärzte kennengelernt – vom Chefarzt bis zum Assistenzarzt. Die Diagnose überbrachte uns ein Assistenzarzt, der emotional Anteil nahm.

Thomas bat sogleich darum, dass Esthis Eltern diese Nachricht ebenfalls aus erster Hand erfuhren, und schlug ein Meeting mit dem Chefarzt vor, der als Koryphäe galt. Dieses fand schliesslich im Beisein eines Fachgremiums statt, zu dem auch eine Pflegefachfrau gehörte. Das traurige Verdikt für alle Angehörigen: Esthi habe eine fortschreitende Krankheit, deren Dauer nicht genau vorhersehbar sei, aber früher oder später tödlich enden würde.

Thomas: Zum Glück hatte ich vor dieser Besprechung ein Beruhigungsmittel eingenommen, weil ich keine einfache Sitzung erwartete. Doch was schliesslich auf mich zukam, übertraf meine schlimmstmöglichen Erwartungen. Statt dass man uns einen Weg aufzeigte, wie Esthi nun stationär angemessen behandelt würde, sass sie auf dem Stuhl, der Koffer mit ihren sieben Sachen

---

«Wir wurden einfach mit dem Köfferli
wieder nach Hause geschickt.»

Thomas Friedli

an ihrer Seite. Aus Sicht der Klinik war der Fall abgeschlossen und die Patientin konnte nach Hause. Als Rat schob man nach, dass jetzt ja Schulferien vor der Tür stehen würden, die sich eigneten, um zusammen als Familie Zeit zu verbringen. Ich traute meinen Ohren nicht: Meine Frau, die vor zwei Monaten hierhergekommen war mit hoch belastenden Symptomen für sie selber und ihre Umgebung, wurde nun mit einer tödlichen Diagnose nach Hause geschickt.

Ich befand mich in einer Art Schockstarre und wusste nicht, wie reagieren. Daher tat ich, wie mir geheissen war. Wir fuhren zusammen nach Saas-Fee in die Skiferien, und es wurde so, wie zu erwarten war: Wir waren alle heillos überfordert. Meine Frau, die früher eine exzellente Skifahrerin war, brauchte für eine Abfahrt unter lebensgefährlichen Umständen zwei Stunden. Es war für die ganze Familie ein hoch belastendes, ja traumatisierendes Erlebnis.

Schliesslich meldete ich mich wieder bei der Klinik und brachte meine Enttäuschung zum Ausdruck. Ich kritisierte die Haltung scharf, die man uns entgegenbrachte – so nach dem Motto: Ihre Frau hat FTD, wir können dagegen leider nicht viel tun, schauen sie bitte selber, wie sie damit zurande kommen. Diese Anteilnahmslosigkeit war erschütternd und wühlt mich immer noch auf, wenn ich daran zurückdenke. Die Begleitung der Klinik bestand ausschliesslich aus der medizinischen Feststellung, dass diese Patientin ein beschädigtes Hirn hatte, damit war die Sache für sie erledigt.

Dass hier auch angehörige Menschen involviert waren – und erst noch Kinder –, schien irrelevant zu sein. Medizinisch wurde von diesem Moment an kaum noch etwas unternommen. Das lag aber vor allem daran, dass es für FTD noch keine Medikamente gibt. Man machte den Vorschlag, an Esthi versuchsweise ein Medikament auszuprobieren, was ich jedoch ablehnte. Dazu kam, dass meine Frau alle Tabletten, die sie hätte einnehmen müssen, ablehnte und wegwarf. Wenn ich jeweils ihre Kleider wechselte, fand ich in ihren Hosentaschen Dutzende von Pillen, die sie dort versteckte, statt sie einzunehmen. Ihr Krankheitsverlauf fand also praktisch ohne jegliche Medikamente statt.

Wir begannen mithilfe der Fachleute nach einem geeigneten Heim Ausschau zu halten. Dafür nahm ich mir viel Zeit, es war mir wichtig, dass Esthi in eine Umgebung kam, die ihr von der Atmosphäre her vertraut war, also eher eine ländliche Umgebung als eine städtische. Auch waren für mich die Architektur und Inneneinrichtung bedeutsam, weil meine Frau bei uns zuhause immer darauf geachtet hatte, dass es stilvoll und gepflegt war. Eine weitere wichtige Rolle spielte die Art der Betreuung und die entsprechende Infrastruktur sowie die Klientel, die dort untergebracht war. So wollte ich beispielsweise vermeiden, dass Esthi in eine geschlossene psychiatrische Abteilung mit verstörten Patienten verlegt worden wäre, hätte sich ihr Verhalten nicht mit den Erwartungen der offenen Abteilung gedeckt. Auch kannte ich meine Frau gut genug, um zu wissen, dass sie für eine Wohngruppe nicht geeignet war, sondern für sich alleine sein musste.

Die Distanz war mir ebenfalls ein Anliegen, damit die Anreise für den Besuch für uns und meine Schwiegereltern nicht zu lange dauerte. Daher bezog ich sie ebenfalls in die Auswahl mit ein. Zu guter Letzt musste ich auch auf die Kosten achten, weshalb eine ausserkantonale Lösung nicht infrage kam.

Diese verschiedenen Faktoren führten schliesslich dazu, dass Esthi im Frühling 2018 in ein Heim kam, das weitgehend unseren Anforderungen entsprach. Sie selber nahm das vielleicht nicht bewusst wahr, doch bin ich rückblickend froh, dass sie an einen modernen und schönen Ort kam, den ich für sie als würdevoll erlebte und der auch für die Angehörigen angenehm war.

Der Schatten, welcher die Universitäre Psychiatrische Klinik auf das Leben von Thomas und seine Familie warf, blieb jedoch noch eine Weile bestehen. Die Erinnerungen an diese Institution sind bis heute eher unangenehm. Dazu kam, dass Thomas nachträglich für jeden Tag, den Esthi dort verbrachte, eine gesalzene Rechnung erhielt. Ohne dass er darüber vorgängig informiert worden war, musste er 100 Franken pro Tag bezahlen, sodass bei einem Monat Aufenthalt eine stolze Summe zusammenkam.

Als Angehörige im Stich gelassen

Nathalie und Thomas zeichnen kein gutes Bild, was die medizinische Versorgung ihrer Ehepartner betraf. Sowohl im Umgang mit der Demenzerkrankung selber als auch in der Begleitung und Instruktion als Angehörige fühlten sich beide im Stich gelassen. Es war, als ob sich die medizinischen Experten mit der Diagnose zufriedengaben, danach aber die Angelegenheit den Betroffenen selber überliessen. Es waren zufällige individuelle Begegnungen, die schliesslich dazu führten, dass Nathalie und Thomas Hoffnung schöpften, die ihnen zeigten, dass sie mit ihrem Schicksal nicht allein waren. Thomas bekam Hilfe von einer Person, die nicht allen schwierigen Fragen auswich, sondern ihm einen Weg aus dem dunklen Tal aufzeigte.

Die Pflegefachfrau, die für Esthi vom Frühling 2018 an im Pflegeheim zuständig war, schien als einzige Person nicht überfordert zu sein und holte sich Rat, wenn es darum ging, herauszufinden, was ein angemessener Umgang mit dieser Art von Demenzerkrankung sein könnte. Thomas erinnert sich: «Ich spürte, dass ihre Zuwendung echt und herzlich war. Sie mochte Esthi trotz ihrem schwierigen Verhalten, mit dem sie eine ganze Abteilung in Aufruhr bringen konnte. Mit ihrer fachlichen Zuwendung konnte sie meine Frau besänftigen, weil sie genau spürte, was sie gerne mochte.» So verbrachte sie mit ihr Zeit im Fitnessraum, spielte Volleyball mit ihr, machte logopädische Übungen, weil die Mund- und Schluckbewegungen im Verlauf der Krankheit immer schwieriger wurden.

Diese Pflegerin erkannte auch, dass sich Esthi nicht für kreative Aktivitäten wie Malen, Dekorieren und Töpfern interessierte, sondern sich als ehemalige Buchhalterin lieber mit administrativen Tätigkeiten abgab. So konnte Esthi anfänglich im Heim in Büroarbeiten integriert werden, etwa beim Postverteilen helfen. Je länger, je mehr zog sie sich jedoch zurück, verbrachte den Tag nur noch im Zimmer, sass da, schaute zum Fenster raus und tippte Mitteilungen ins Smartphone, die sie an alle möglichen Adressen verschickte. Ihre einzige Botschaft: «Ich will nach Hause», was nichts anderes bedeutete als der sehnliche Wunsch, wieder gesund zu sein und in ihr gewohntes und geliebtes Leben zurückzukehren. Für die Menschen, die sie zu trösten versuchte, waren diese Momente sehr schwer zu verkraften. Was gibt es Schlimmeres, als hilflos ansehen zu müssen, wie bei einem geliebten Menschen plötzlich alle Erklärungen abprallen oder in einem dumpfen Unverständnis versickern?

Esthi reagierte immer weniger auf Impulse, die sie von aussen bekam. Thomas organisierte, so gut es ging, dass sie regelmässig Coiffeur, Maniküre und Pediküre bekam, damit es ihr körperlich gut ging, denn die eigene Körperpflege vernachlässigte sie immer mehr. Um diese Dinge mit dem Pflegepersonal des Heims zu besprechen, ging er jede Woche alleine bei seiner Ehefrau zu Besuch.

Jeweils am Sonntag kamen die Mädchen mit, und die ganze Familie machte zusammen einen Spaziergang oder einen Ausflug mit dem Auto, man spielte das Kartenspiel UNO, was auch für die beiden Töchter etwas Aufheiterung bedeutete, für die jeder Besuch sehr schwer zu verkraften war. Die ersten zehn Sekunden strahlte Esthi sie alle an, doch dann kippte die Stimmung ins Negative.

Thomas: Sie blickte mich kurz an, fast etwas euphorisch, schon nach wenigen Sekunden brach sie in sich zusammen, und ihr Gesichtsausdruck wurde grimmig. Sie zeigte dann fortwährend mit dem Finger auf mich, als würde sie mich anklagen für ihr ganzes Leid.

Meine Frau war stark auf mich fixiert, weil sie in mir zugleich den Bösewicht sah, der ihr dieses Leid zugefügt hatte, aber auch den Rettungsanker, über den sie etwas erreichen konnte. Auch wenn ich das rational abstrahieren konnte, so war es doch eine grosse Belastung, dass sie mich als Mittelpunkt ihres Leids sah und mir dies auch ungehemmt und lautstark mitteilte. Die Rolle dieses Übeltäters oder Sündenbocks war auch deshalb so schwer zu ertragen, weil ich das auch in den Augen ihrer Eltern war.

Zudem war das für mich komplett neu: Esthis impulsive und aggressive, ja fast boshafte Art und ihre Rastlosigkeit. Sie war nach wie vor gepflegt, doch ihre Motorik war zunehmend eingeschränkt, sodass ihr Gang unsicher wurde und ihr das Sprechen schwerfiel.

Für meine Töchter waren diese Sonntagsbesuche sehr belastend. Meiner Jüngeren fiel es schwer, Gefühle zu zeigen. Meist sass sie dort und schaute ihre Mutter mit grossen Augen an, zuweilen weinte sie auch. Die ältere Tochter probierte die schwierige Situation zu überspielen und schlug ihr vor, zusammen ein Kartenspiel zu machen. Das taten wir oft, was erstaunlich lange noch gut funktionierte: Esthi erkannte noch sehr lange Zahlen und konnte Farben unterscheiden.

Die Schwiegereltern

«Geteiltes Leid ist halbes Leid», so lautet ein Sprichwort, und davon gingen Nathalie und Thomas eigentlich aus, als sie den Kontakt zu ihren Schwiegereltern suchten, um die zunehmenden Probleme ihres Partners, ihrer Partnerin zu besprechen und gemeinsam nach Lösungen zu suchen. Doch das Gegenteil trat ein. Die Beziehung zu den Schwiegereltern und den Familien ihrer erkrankten Ehepartner wurde während der fortschreitenden Erkrankung immer schwieriger – bis sie schliesslich ganz zerbrach. Nathalie und Thomas haben seit dem Tod von Esthi und Luca keinen Kontakt mehr zu deren Herkunftsfamilien. Eine Entwicklung, die sie selber nie für möglich gehalten hätten, doch die sich nach und nach leider abzeichnete. Es fällt ihnen schwer, darüber zu sprechen, und sie sind sich bewusst, dass die Stimme der Gegenseite hier fehlt. Nathalie und Thomas bringen immer wieder Respekt zum Ausdruck, wenn sie über ihre Schwiegereltern reden, denn auch sie haben einen geliebten Menschen verloren. Dass deren Trauer für sie aber nur als Hass spürbar wurde, gehört zu den schwierigsten Überresten aus dieser sehr belastenden Leidenszeit, die es bis heute zu verkraften gibt.

Nathalie: Stein des Anstosses für den beginnenden Konflikt mit meinen Schwiegereltern war die Frage nach der Unterbringung meines Mannes. Sie hatten die fixe Vorstellung, dass es Luca zuhause am besten gehen würde, bedachten aber nicht die damit für mich und meine Kinder verbundene belastende Situation. Sie sahen in meinen Bemühungen, für Luca eine Tagesstruktur zu suchen, die auch für ihn eine unterstützende Massnahme bedeutete, ein reines Abschieben von meiner Seite her, als würde ich dies nur aus Egoismus tun.

Lucas Mutter erwartete von mir, dass ich meinen Mann pflege und dafür alles aufgebe. Auf der einen Seite kann ich das verstehen, doch aus einer vernünftigen Perspektive ist das unmöglich und für einen FTD-Patienten auch nicht die beste Lösung. Zudem empfand ich es respektlos mir gegenüber: Wie sollte ich meinen Partner, der auf allen Ebenen stark hilfsbedürftig war, pflegen, zugleich für meine Söhne sorgen und erst noch in anspruchsvollen Jobs berufstätig sein? Ich versuchte mit ihr darüber zu reden: «Schau, Mama, selbst wenn ich eine Pflegeperson finden würde, die diese Aufgabe bewältigen könnte, dann wäre er zuhause abgekapselt und isoliert. Das wäre für ihn, der es stets schätzte, Leute um sich herum zu haben, nicht das richtige.»

Dazu kamen die finanziellen Aspekte: Eine Privatpflege zuhause ist viel teurer als eine externe Heimbetreuung und hat erst noch nicht dieselbe Qualität. Eine weitere Überlegung war die Situation für uns als Angehörige. Wenn wir abends erschöpft von der Arbeit nach Hause kämen, würde uns nochmals eine weitere anspruchsvolle Aufgabe erwarten, die zudem emotional sehr belastend wäre.

Diese ständigen heftigen Vorwürfe von einer Seite, von der du eigentlich Solidarität und Unterstützung erwartet hättest, waren eine zusätzliche Belastung. Schliesslich trafen wir uns mit einem Sozialarbeiter zu einer Aussprache. Er versuchte uns allen darzulegen, dass bei dem zu erwartenden Krankheitsverlauf die einzige Lösung eine stationäre Unterbringung in einem Heim sei. Doch die Haltung meiner Schwiegereltern war klar, Luca sollte zuhause bleiben und dort gepflegt werden. Da die Spitex für Demenzerkrankte nicht infrage kam, schlugen sie eine private Pflegerin vor, die dafür ausgebildet und geeignet war. Sie hatten nur ihren Sohn vor Augen und versperrten ihren Blick auf meine Situation, die aus meinem Beruf und der Sorge für die Kinder bestand, was mit einer grossen Verantwortung und psychischen Belastung verbunden war. Sie kannten die Lage nur aus kurzen, sporadischen Besuchen und schlossen daraus auf die Gesamtsituation.

So schlugen sie vor, Luca zu sich nach Hause zu nehmen. Auf diese Idee liess ich mich zwar ein, ich stellte jedoch eine Probezeit zur Bedingung, um zu schauen, ob das funktionierte, und ich wollte sie dafür auch bezahlen. Den Betrag wollten wir uns von offizieller Seite her festlegen lassen: für das Essen, die Unterbringung und Pflege etc. Als wir darüber sprachen, meinte meine Schwiegermutter, dass sie sowieso gedacht hätte, im Sinne eines Beistandes alle finanziellen Belange zu übernehmen. Mir verschlug es fast den Atem, doch ich antwortete: «Darüber müssen wir gar nicht diskutieren, denn die KESB hat mich dazu bestimmt, alles Administrative und Finanzielle betreffend Luca zu regeln.»

Darauf kam dann ihr Rückzieher. Dies machte mich sehr traurig, weil es auf mich so wirkte, als ginge es ihr nur ums Geld. Ich spürte eine eigenartige Form von Missgunst, die immer wieder ausbrach. Einmal stand mein Schwiegervater während eines Gesprächs mit dem Sozialarbeiter plötzlich auf und schrie mich auf Italienisch an: «Dir geht es jetzt ja gut! Du gehst jedes Wochenende tanzen und geniesst das Leben.» In ihren Vorstellungen hatte ich zu leiden, mich bis zur Selbstaufgabe aufzuopfern und mir nichts mehr gönnen. Dass auch ich mein Leben mit Luca verloren hatte und unter dieser Situation litt, sahen sie nicht. Sie machten nie einen Schritt auf mich zu und fragten: «Was können wir für dich tun? Wie können wir euch helfen?» Diese Missgunst war kaum zu ertragen.

Die Familie meines Mannes störte sich enorm daran, dass ich probierte, mir ein neues Leben aufzubauen. Dazu gehörte, dass ich mich mit anderen Menschen traf und das Leben wieder von seiner schönen Seite sehen und geniessen wollte. In dieser Hinsicht musste ich von allen Angehörigen der Familie meines Mannes schlimmste Anschuldigungen anhören. Insbesondere wenn ich mich mit Männern im öffentlichen Raum zeigte. Mir blieb nichts anderes übrig, als mich komplett zurückzuziehen.

Einzig vonseiten meiner Schwägerin kamen manchmal Signale, dass sie mich verstehen würde, wenn ich mein Leben trotz Lucas Leid weiterführte. Sie wurde für mich immer mehr zur Kontaktperson zu meinen Schwiegereltern, was die gesundheitliche Situation von Luca betraf. So habe ich sie weiterhin immer über alles informiert. Das war mir wichtig, und darauf hatten sie Anspruch.

Seit Lucas Tod im Sommer 2020 ist der Kontakt zur ganzen Familie meines Mannes jedoch komplett abgebrochen. Nur einmal noch gab es eine äusserst traurige Begegnung auf dem Friedhof. Ich war mit Thomas auf dem Weg zum Grab, wo wir zufällig auf meinen Schwiegervater trafen. Er lief stumm an mir vorbei. Als wir uns beide nach ein paar Schritte gleichzeitig umdrehten und uns anblickten, fragte ich ihn auf Italienisch: «Wollen wir uns nicht begrüssen?»Darauf gab er keine Antwort. Am darauffolgenden Tag bekam ich ein erbostes Mail von meiner Schwägerin, die mich aufforderte, ihre Eltern nie mehr anzusprechen.

Dass er in diesem Moment auf dem Friedhof nicht hatte reagieren können, verstand ich. Doch diese Verhaltensweise machte mich sehr traurig. Mit dem Tod meines Mannes verschwand leider auch seine Familie aus meinem Leben.

Thomas: Bei mir war es insofern anders als bei Nathalie, da der Weg von der Erkrankung meiner Frau bis zum Moment, in dem sie in die Klinik kam, viel kürzer war. Die grundsätzliche Schwierigkeit zwischen mir und meinen Schwiegereltern lag darin, dass wir generell einen ganz anderen Umgang mit dieser belastenden Situation pflegten. Ich bin ein Mensch, der sofort handelt, wenn es ein Problem zu lösen gibt; sie hingegen gehen eher bedächtig vor. Daher wurde meine lösungsorientierte Art, als es meiner Frau immer schlechter ging, zu ihrem Problem.

Als ich erkannte, dass Esthi die Finanzen in unserem Betrieb nicht mehr im Griff hatte, sah ich mich zum Handeln gezwungen. Ich intervenierte relativ forsch, weil sie uneinsichtig war und sich weigerte, Hilfe anzunehmen. Da es um die Existenz unserer Firma ging, musste ich die Verantwortung übernehmen, und ich suchte das Gespräch mit ihren Eltern. Damals ging ich immer noch davon aus, dass der Auslöser ein Burnout sei, eine Erschöpfung, vielleicht eine Depression. Wir vereinbarten ein Nachtessen bei uns zuhause mit ihren und meinen Eltern, um mögliche Lösungen zu besprechen, die für Esthi Entlastung bringen sollten. Doch geriet sie bei diesem Gespräch komplett ausser sich. Sie weinte, lief davon und schrie, dass sie sich unter den Zug werfen würde. Die Situation eskalierte. Rückblickend werfe ich mir vor, damals diese schwierigen Themen vielleicht etwas zu direkt angesprochen zu haben. Doch wollte ich der Sache in die Augen blicken und eine schnelle Lösung auf dem Tisch haben. Immerhin ging es um die Finanzen in meinem Geschäft, was für mich eine existenzielle Thematik war, die ich nicht mit Samtschuhen anfassen konnte.

In dieser eskalierenden Situation stellten sich meine Schwiegereltern schützend vor ihre Tochter, was ich auf der einen Seite verstand. Doch als sie von mir verlangten, möglichst nichts zu verändern, sondern ihr die Geschäfte zu belassen, weil das ihre Aufgabe sei, waren meine Geduld und mein Verständnis am Ende. Da verhärteten sich die Fronten.

Selbst als die Diagnose feststand, die ein Anhaltspunkt bedeutete und mir die Möglichkeit gab, mich zu informieren, verschlossen sie aus meiner Sicht die Augen vor den Tatsachen. Als ich ihnen Informationen zur Krankheit vorbeibrachte, meinten sie nur: «Behalt das bei dir. Wir wollen nichts darüber wissen!» Vonseiten meiner Schwiegereltern spürte ich Überforderung und Ohnmacht, aber keine Hilfe. Es war, als würde sich in dieser belastenden Situation alles aufwiegeln.

Stein des Anstosses ihres Unmuts mir gegenüber war wie bei Nathalies Schwiegereltern die Tatsache, dass Esthi nicht mehr zuhause wohnte. Sie beeinflussten meine Frau in dieser Hinsicht negativ. Bei jedem Besuch im Heim suggerierten sie ihr: «Gell, es ist schon schade, kannst du nicht mehr nach Hause.»

Einmal kam ich nach der Arbeit nach Hause und fand meinen Schwiegervater zusammen mit meiner Frau auf dem Sofa vor. Er sagte nur: «Ich habe sie nach Hause gebracht.» Dann verschwand er. Kurze Zeit später kamen die Kinder nach Hause und waren ganz überrascht. Esthi hatte bereits eine halbe Flasche Prosecco getrunken, und die Situation war am Eskalieren.

Oder sie meldeten sich nur in negativen Zusammenhängen, indem sie reklamierten, wenn sie etwas störte: beispielsweise beim Besuchsplan, den ich jeweils sorgfältig zusammenstellte, damit Esthi regelmässig Besuche bekam, aber eben koordiniert und nicht alle aufs Mal. Diese Organisation war sehr anspruchsvoll, zumal es immer wieder Planänderungen gab von jenen, die sich angemeldet hatten. Hier gaben sie ihrem Unmut freien Lauf, wenn ihnen etwas nicht passte, oder sie gingen einfach am Mittwoch vorbei, obwohl sie wussten, dass ich dann Esthi besuchte. Es kam von ihrer Seite her nie etwas Positives oder ein Dank, sondern sie beschwerten sich nur. Das war sehr belastend, diese ständigen Nadelstiche hintenrum. Sie sagten mir nie etwas direkt ins Gesicht.

Folglich änderte ich meine Haltung meinen Schwiegereltern gegenüber nach und nach. War ich früher zuvorkommend und verständnisvoll, zog ich die Grenzen jetzt schärfer. Ich bezog ihnen gegenüber stärker Stellung und trat forscher auf, sodass sie vor mir und meinen Entscheidungen mehr Respekt bekamen – zum Preis, dass sie sich komplett zurückzogen und von mir nur noch in dritter Person sprachen.

Bis zu Esthis Tod versuchten sie mir vorzuschreiben, was ich zu tun hatte. Als sie im Beisein meiner älteren Tochter und mir gestorben war, rief ich meine Schwiegereltern gleich an. Eine halbe Stunde später waren sie da und diktierten mir, dass ich meine jüngere Tochter holen solle, damit sie Abschied nehmen könne, obwohl sie explizit gewünscht hatte, ihre Mutter lebend in Erinnerung zu behalten. Daraus entstand ein Wortgefecht zwischen uns, sodass wir eine knappe Stunde nach Esthis Tod an ihrem Sterbebett stritten.

Der Kontakt ist seither auf ein Minimum begrenzt. Mit meinen Töchtern haben meine Schwiegereltern noch etwas Kontakt, aber natürlich viel weniger als früher. Es fühlt sich heute für mich so an, wie ich mir das nach einer Scheidung vorstellen kann. Als hätte ich mit der Familie gebrochen und nichts mehr mit ihr zu tun. Es gibt keine Gratulationen mehr zum Geburtstag, und zu den Festtagen trifft man sich nicht mehr. Man hat sich nichts mehr zu sagen.

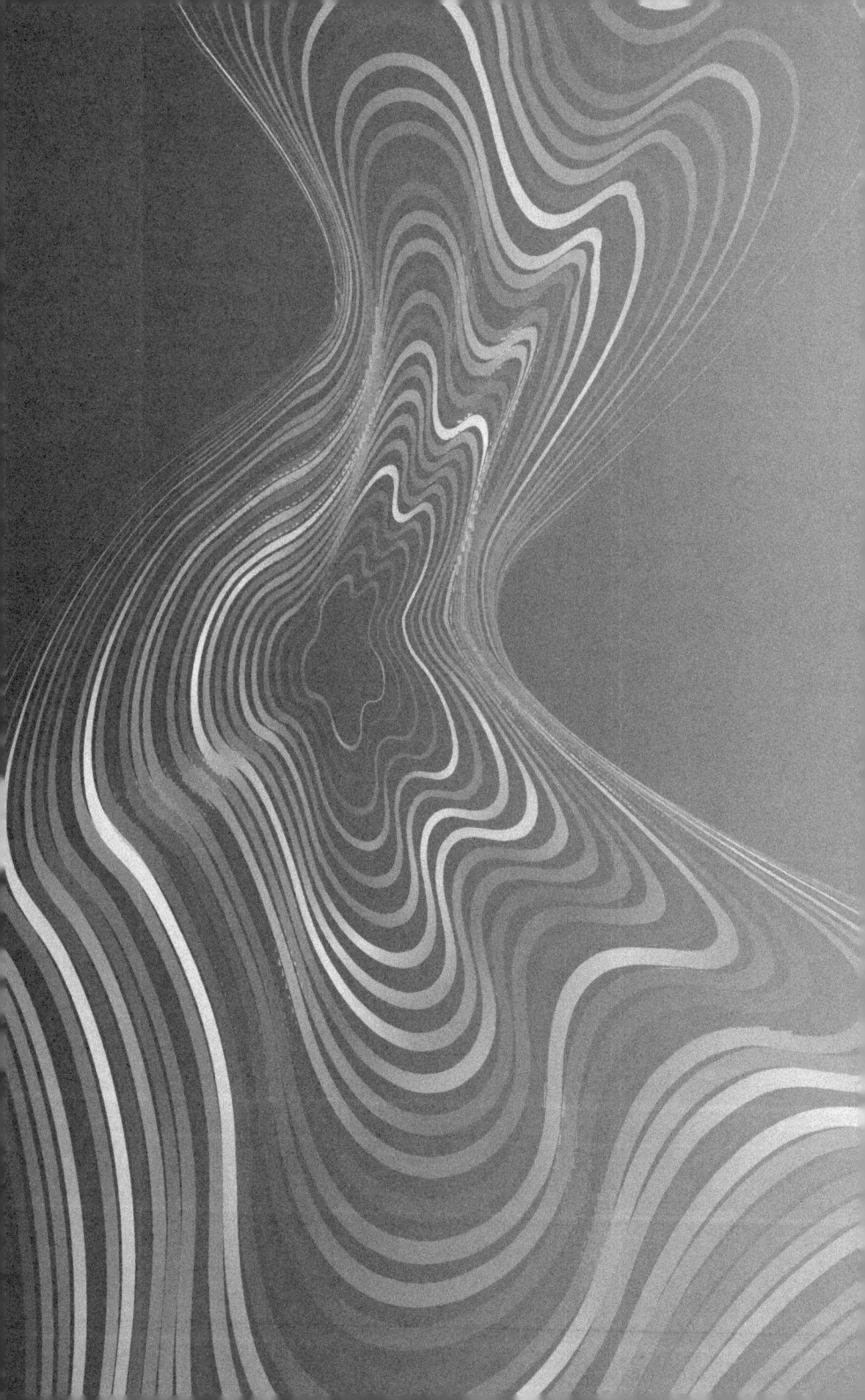

Interview mit der Angehörigenbetreuerin Margrit Dobler

Margrit Dobler ist Sozialarbeiterin bei Pro Senectute und leitet Angehörigengruppen zur frontotemporalen Demenz. Da diese Krankheit vor allem jüngere Menschen betrifft, die noch mitten im Arbeits- und Familienleben stehen, brauchen auch die Angehörigen eine besondere Unterstützung. Margrit Dobler begleitet betroffene Familien, macht Schulungen und organisiert Tagungen zum Thema. Als eine der wenigen Fachpersonen für FTD setzt sie sich seit Jahren im Bereich seltener Krankheiten ein, 2018 erhielt sie für ihr pionierhaftes Engagement den Fokuspreis von Alzheimer Solothurn.

Schon lange setzen Sie sich für Angehörige von an frontotemporaler Demenz Leidenden ein. Wie sind Sie auf dieses Thema gestossen?
Seit vielen Jahren leite ich Angehörigengruppen zu Demenz bei Pro Senectute. Vor acht Jahren tauchten in kürzester Zeit drei FTD-Betroffene in meiner Gruppe auf. Das Krankheitsbild und die Auswirkungen von Alzheimer und FTD sind jedoch so unterschiedlich, dass ich eine eigene Angehörigengruppe gründete.

Mussten Sie sich für diese Zielgruppe erst ganz neue Kompetenzen aneignen?
Ich habe mich ausführlich mit dem Krankheitsbild auseinandergesetzt, was gar nicht so einfach war. Es gibt wenig Fach-

literatur, und für Weiterbildungen musste ich zur Deutschen
Alzheimer Stiftung, weil es bei uns keine entsprechenden
Angebote gibt. Am meisten jedoch habe ich im Austausch mit
den Angehörigen über die Krankheit gelernt.

**Inwiefern unterscheiden sich die Bedürfnisse der Angehörigen
von FTD- und Alzheimerpatienten?**
Im Gegensatz zu den meisten Alzheimerpatienten stehen die
Betroffenen von FTD meist noch mitten im Berufsleben.
Dadurch ergeben sich völlig andere Problemstellungen. Wenn
die Ausübung des Berufs durch die Krankheit unmöglich
wird, fällt das Einkommen weg, was zu finanziellen Schwierigkeiten führt. IV und Hilflosenentschädigung müssen beantragt
werden. Und ganz wichtig: Wenn die Betroffenen Kinder
haben, müssen diese unbedingt professionelle Hilfe erhalten.
Denn einen Elternteil an diese Krankheit zu verlieren, ist
eine immense Herausforderung, vor allem, wenn die Kinder
im Teenageralter sind. Bei Alzheimer steht das Vergessen im
Vordergrund – bei FTD ist es die Persönlichkeitsveränderung.
Aus diesem Grund haben viele Betroffene erst eine Fehl-
diagnose, meist Burnout oder Depression.

**Im Vergleich zu Menschen und Angehörigen mit Alzheimer-
Demenz gibt es für Betroffene von FTD viel weniger
Angebote – warum?**
Der Hauptgrund ist sicher, dass es sich dabei um eine seltene
Form der Demenz handelt. Alzheimer Schweiz bietet ein
Schulungswochenende für Angehörige, wo Krankheitsbild,
Fragen zu Recht und Haftung, herausforderndem Verhalten
und weiteren Bereichen angesprochen werden. Doch um
vertieft auf die Problemstellungen der jeweiligen Themen

«Es braucht hier dringend
neue Modelle für die Betreuung
von FTD-Patienten.»

Margrit Dobler

einzugehen, bräuchte es mehr Angebote. Zudem sind auch
Schulungsmodule für Pflegefachleute und Fachpersonen bei
der KESB und der Polizei dringend notwendig, um auf das
komplexe Krankheitsbild der FTD angemessen zu reagieren.

**Verhaltensauffälligkeiten sind bei FTD-Patienten ausgeprägt.
Sie verlieren schnell ihr soziales Umfeld: Der Beruf lässt sich
nicht mehr ausüben, die Teilnahme am Vereinsleben ist nicht
mehr möglich. Was raten Sie bei der Kommunikation nach
aussen?**
Das nächste Umfeld muss möglichst detailliert über die Krankheit und die Symptome aufgeklärt werden, da es ja von den
Auswirkungen direkt betroffen sein wird. Auch der Arbeitgeber
muss selbstverständlich informiert werden. Je nachdem ist
dieser sogar bereit, dem Betroffenen eine andere Arbeit innerhalb der Firma zuzuteilen. Ist die betroffene Person in einem
Verein, lohnt auch dort ein aufklärendes Gespräch. Ich kenne
viele Beispiele, in denen Vereinsmitglieder mit FTD noch lange
mitgetragen wurden.

**Nebst allen menschlichen Problemen müssen auch juristische
und finanzielle Fragen geklärt werden. Was gilt es zu beachten
im Umgang mit Arbeitgeber, Taggeldversicherungen, aber
auch mit der Frage nach Vollmachten etc.?**

Für Betroffene im Berufsleben ist die erste Anlaufstelle Pro Infirmis. Sie hilft bei den Beantragungen für eine Rente der Invalidenversicherung, eine Hilflosenentschädigung, einen Assistenzbeitrag etc. Auch die Alzheimervereinigungen können weiterhelfen.

Die direkten Angehörigen – insbesondere die Partnerinnen und Partner – sind stark gefordert. Was belastet am meisten?
Man verliert nicht nur das gewohnte Gegenüber; das ganze bisherige Leben ändert sich auf einen Schlag. Wer Kinder hat, trägt eine zusätzliche Belastung, da man diese einerseits erziehen muss und andererseits nicht zusätzlich mit Problemen belasten will. Eine sehr herausfordernde Situation. Dazu kommt, dass FTD-Patienten mit Verhaltensvariante ihre Hemmungen verlieren, soziale Regeln verletzen und fehlende Empathie an den Tag legen, was bei den Angehörigen zu Scham und Schuldgefühlen führt. Eine zusätzliche Belastung ist, dass die Betroffenen meist keinerlei Krankheitseinsicht zeigen. Zudem können sie sich gegen aussen lange Zeit gut verstellen, sodass Ärzte die Schilderungen von Angehörigen häufig als «normale Beziehungsprobleme» abtun. Dass ihnen nicht geglaubt wird, ist für die Angehörigen sehr verletzend. Denn damit lässt man sie mit ihren Sorgen und Problemen noch mehr allein, als dass sie es sonst schon sind.

Was bringt die grösste Entlastung?
Der Austausch mit anderen Betroffenen in der Gesprächsgruppe ist sicherlich ein wichtiges Ventil. Hier müssen sich die Angehörigen nicht erklären oder verteidigen. Alle verstehen, von was man redet. Zudem erfahren sie, wie andere mit den Herausforderungen umgehen. Es kommt vor, dass sich die An-

gehörigen auch ausserhalb der Gruppe vernetzen und im Alltag gegenseitig unterstützen. Solche Eigeninitiativen sind sehr wertvoll.

FTD-Patientinnen und -Patienten mit der Verhaltensvariante verlieren im Umgang mit anderen Menschen zusehends ihre Hemmungen, was bei Angehörige Fremdscham und Schuldgefühle auslöst. Oft bleibt nur der Rückzug aus der Öffentlichkeit.
Das ist tatsächlich ein grosses Problem. Bei der Alzheimervereinigung sind Kärtchen erhältlich mit der Aufschrift: «Meine Begleitperson leidet an einer Demenz, haben Sie Verständnis für das ungewöhnliche Verhalten.» Sie können helfen, unangenehme Situationen zu entschärfen, beispielsweise in einem Restaurant, wo sich der FTD-Betroffene nicht konform verhalten hat. Doch da Demenz hauptsächlich mit Vergessen assoziiert wird und nicht mit ausfallendem Verhalten, verschrecken und irritieren FTD-Betroffene ihr Umfeld stark. Unverständnis und Ablehnung sind die Folge. Selbst gute Freunde ziehen sich häufig zurück, die Angehörigen vereinsamen zusehends.

Die Betreuung der Betroffenen ist für Angehörige eine Herkulesaufgabe. Da wäre es hilfreich, wenn es Institutionen gäbe, in denen die FTD-Patienten für eine Auszeit untergebracht werden könnten. Doch diese sind rar. Was bleibt da als Alternative?
Die Sonnweid in Wetzikon, das Demenzzentrum der Schweiz, hat mehrere Plätze für Menschen mit FTD. Doch viel mehr gibt es nicht. Mit fatalen Folgen. Ich erinnere an den Fall einer erst 46-jährigen Mutter, die aus Mangel an Alternativen in

einem Altersheim untergebracht werden musste. Sie selbst hat darunter wohl nicht sehr gelitten, doch für ihre kleinen Kinder und ihren Mann war es schwer verkraftbar, sie inmitten von Menschen mit einem Durchschnittsalter von 84 Jahren zu besuchen. Es braucht hier dringend neue Modelle. Denkbar wäre beispielsweise ein Haus für jüngere FTD-Betroffene, das an ein Altersheim angegliedert wäre. So könnte man Infrastruktur und Ressourcen teilen, die Jüngeren wären aber unter sich.

Oft sind bei einer FTD-Diagnose auch Kinder betroffen. Wie sollen diese begleitet und unterstützt werden?
Eine psychologische Begleitung ist unumgänglich. Einerseits müssen die Kinder den Verlust verkraften, einen Elternteil an die Krankheit zu verlieren. Andererseits nehmen sie oft Rücksicht auf den gesunden Elternteil, um ihn nicht noch zusätzlich zu belasten. Darum ist ein Ort, wo sie ihren Gefühlen und Ängsten freien Lauf lassen können, enorm wichtig. Auch der Austausch mit anderen betroffenen Kindern oder Jugendlichen könnte enorm helfen, leider gibt es so was bisher nicht.

Erkrankt der Partner oder die Partnerin an FTD, verliert man nicht nur seine nächste Bezugsperson. Auch Nähe, Körperlichkeit und Vertrautheit gehen verloren. Eine neue Partnerschaft wäre eine Möglichkeit, sich aus der Isolation zu befreien. Wird das in Ihren Gruppen diskutiert?
Das kommt durchaus vor, denn das Bedürfnis nach einer neuen Partnerschaft ist häufig vorhanden. Doch die meisten getrauen sich nicht, da sie das Gefühl haben, ihren Partner, ihre Partnerin zu hintergehen. Sie vertrösten sich auf den Moment, wo er nicht mehr da ist. Dabei könnte eine neue Liebe sehr dabei helfen, den Leidensweg einer FTD besser auszuhalten.

Ab wann ist das Zusammenleben mit FTD-Betroffenen unmöglich?

Das ist individuell verschieden. Leiden die Angehörigen zunehmend unter Schlaflosigkeit, Gereiztheit, Depressionen, Konzentrationsmangel oder Vergesslichkeit, sind das deutliche Zeichen für eine Überforderung, die ernst zu nehmen sind. Es gibt IV-Begleitpersonen, die zu den Betroffenen nach Hause gehen, sich mit den Patienten beschäftigen, zwischendurch auch mal da übernachten und so die Angehörigen entlasten können. Leider ist das Angebot nicht weit verbreitet. Darum ist die Unterbringung in einem Heim oft unausweichlich.

Ein einschneidender Schritt für beide Seiten. Wie geht man dabei am besten vor?

Ich empfehle eine schrittweise Abnabelung. Betroffene können zunächst tageweise, später wochenweise in einem geeigneten Heim untergebracht werden. Dabei erlebe ich immer wieder, dass das Pflegepersonal nach einem solchen Aufenthalt den Angehörigen sagt: «Das können sie in Zukunft nicht mehr alleine meistern. Wir suchen einen definitiven Heimplatz.» So gross die Entlastung dadurch ist, so häufig werden die Angehörigen nach dieser Entscheidung von Schuldgefühlen geplagt. Sie werfen sich vor, ihren Partner, ihre Partnerin im Stich gelassen und aufgegeben zu haben.

Können Sie ihnen die Schuldgefühle nehmen?

Ich versuche es mit einem Bild: Wenn wir ständig auf der Bank Geld abheben, ist das Konto irgendwann leer. Wenn wir mit unserem seelischen Konto auch so verfahren und immer nur geben, ohne das auch wieder etwas reinkommt, kommen wir an unsere Grenzen oder überschreiten sie gar. So weit darf es nicht kommen.

Wie sollen Angehörige auf der Suche nach einem Heimplatz vorgehen?

Da es grundsätzlich wenig Heime für FTD gibt, ist es nicht einfach, einen Platz zu finden, schon gar nicht für Patienten mit der Verhaltensvariante. Pro Infirmis oder Pro Senectute helfen da weiter, auch bei der Beantragung von Ergänzungsleistungen und Hilflosenentschädigung. Ganz wichtig scheint mir in dieser Zeit der Abnabelung das Begleiten der Angehörigen zu sein, die nach meist vielen Jahren der Aufopferung erst wieder lernen müssen, an sich zu denken. Es ist immer schön, zu sehen, wie sie mit der Zeit beginnen, wieder zu leben und nicht nur zu funktionieren.

Auch Eltern und Geschwister sind involviert, die sich vielleicht einen anderen Weg wünschen als der Partner oder die Partnerin, der oder die mit dem Erkrankten zusammenlebt. Was kann man da tun?

Tatsächlich kommt es immer wieder zu massiven Konflikten, beispielsweise, wenn die Eltern die Erkrankung ihres Kindes nicht akzeptieren können. Die Mediation kann ein Lösungsweg sein, doch es gibt auch Fälle, in denen der Streit nicht aufgelöst werden kann. Andere Eltern können sehr gut damit umgehen und versuchen, den Partner zu entlasten, beispielsweise, indem sie die Enkelkinder häufiger betreuen. Aber grundsätzlich ist es für Eltern sehr schwierig, mit dieser Diagnose umzugehen, denn Demenz wird nun mal immer noch mit betagten Menschen assoziiert.

**FTD führt früher oder später zum Tod. Wie sieht die Sterbe-
begleitung bei dementen Menschen aus?**
Sie erhalten eine palliative Versorgung, damit sie zumindest
keine Schmerzen erleiden und ihre Unruhe verlieren. Doch
auch hier wäre es sicher sinnvoll, wenn das Personal in Sterbe-
hospizen speziell für FTD-Patienten geschult wird, um ihnen
noch mehr gerecht zu werden.

**Haben Sie in all den Jahren der Angehörigenbetreuung auch
positive Momente erlebt, an die Sie sich gerne erinnern?**
Auf jeden Fall. Ich spüre viel Dankbarkeit und Wertschätzung
von den Angehörigen, die ich teilweise über Jahre begleite. Zudem gibt es auch in den Gruppen immer wieder Momente, in
denen wir herzhaft zusammen lachen. Eine schöne Geschichte
ist die eines Patienten, der auf seinem regelmässigen Spaziergang an einem Jumbo, dem Baumarkt, vorbeigekommen ist
und immer eine Kettensäge mitgenommen hat – ohne zu
zahlen. Seine Frau brachte sie jedes Mal stillschweigend zurück.
Das Personal vom Jumbo wusste um seinen Zustand und liess
ihn darum gewähren.

Weiterleben

Der eigene Weg

Jede Krankheit betrifft nicht nur die Betroffenen selbst, sondern auch die Angehörigen. Bei FTD-Erkrankten ist das soziale Umfeld insofern sehr stark in Mitleidenschaft gezogen, als diese Krankheit das Verhalten verändert. Sowohl bei Nathalie und Luca als auch bei Thomas und Esthi äusserte sich das frühe Stadium dieser seltenen Form von Demenz als Beziehungskrise. Nathalie kannte ja Luca bereits seit ihren Teenagerjahren und verstand plötzlich die Welt nicht mehr, als er sich ihr gegenüber, aber auch generell ganz anders verhielt. Und Thomas lebte und arbeitete seit fast zwanzig Jahren mit seiner Frau zusammen, sodass die Verhaltensveränderungen von Esthi ihm von Beginn an stark zusetzten.

Die zunehmend belastenden Momente wurden dadurch verstärkt, dass beim Betroffenen keine Einsicht für die Erkrankung vorhanden war. Das heisst, es fehlte die Möglichkeit, über die Erkrankung und deren Folgen in der Partnerschaft zu sprechen und den Weg gemeinsam zu gestalten. Nathalie und Thomas sahen sich gezwungen, für ihre Partner Entscheide gegen deren Willen zu fällen. Es war ein Kampf, den sie sehr oft gegen ihr eigenes Herz führen mussten; ein Kampf, der zunehmend ermüdete und sie in die Einsamkeit trieb.

Als Luca nach fast zweijährigem Leidensweg 2017 schliesslich in ein Heim kam, erlebte Nathalie diese Lösung zwar als eine Verschnaufpause, doch fiel sie zunehmend in ein Loch.

Nathalie: Meine Jungs waren 17 und 19 Jahre alt. Ich wollte ihnen nicht verwehren, dass sie in den Ausgang gingen, ihr Leben musste weitergehen. So war ich abends ständig alleine, was mir insbesondere am Wochenende schwerfiel. Zwar konnte ich meine Mutter besuchen, doch wollte ich ihr nicht ständig zur Last fallen. Daher war ich sehr oft allein zuhause, sah fern und trank ein Glas Wein. Irgendwann wurden es zwei, drei Gläser und schliesslich eine ganze Flasche. Und das nicht nur am Wochenende, sondern fast jeden Abend. Zwar machte es dies einfacher, abends alleine ins Bett zu gehen, und ich konnte dank dem Alkohol sogar gut schlafen, weil meine Gedanken dumpfer wurden. Doch musste ich mir eines Tages klar den Spiegel vor Augen halten und mir eingestehen, dass ich ein Alkoholproblem hatte, was mich zusätzlich belastete.

Als mich eines Tages Freunde fragten, ob ich mit ihnen tanzen komme, tat mir das sehr gut. Endlich wieder einmal etwas unter die Leute zu gehen und mich am Leben zu freuen, später manchmal auch alleine. Dies brauchte allerdings viel Überwindung, denn das hatte ich nie gemacht, alleine in eine Disco gehen. Doch mit der Zeit lernte ich dort immer mehr Leute kennen, sodass dieser Ort für mich eine zweite Heimat wurde und ich wusste, wohin ich am Freitag- und Samstagabend gehörte. So hatten auch die Jungs am Wochenende mal sturmfrei und konnten in unserer Attikawohnung mit ihren Kollegen abhängen.

Ich musste mich neu erfinden und habe mich auch äusserlich verändert. Ich hatte sieben Kilogramm abgenommen vor lauter Sorgen. Dann lernte ich einen jüngeren Mann kennen, der eine

«Ich musste mich neu erfinden.»

Nathalie De Febis

Harley fuhr, auf der er mich ab und zu mitnahm. Das gefiel mir sehr. Das Feuer zwischen uns war zwar nach ein paar Monaten wieder erloschen, doch die Liebe zum Motorradfahren blieb. Zuerst suchte ich mir neue Mitfahrgelegenheiten, doch irgendwann sagte ich mir: «Selbst ist die Frau», und machte Ende 2017 die Fahrprüfung und kaufte mir eine Harley.

Das Biken wurde ein neuer Begleiter in meinem Leben. Wenn ich am Abend alleine war oder an den Wochenenden nicht wusste, was tun, stieg ich auf meine Harley, bretterte alleine durch die Gegend oder ging mit Kollegen auf die Piste.

Mein neuer Lebensstil gefiel allerdings nicht allen. So kam mir immer wieder zu Ohren, wie Bekannte hinter meinem Rücken negativ über meine neue Aufmachung und meine damit verbundene wiedererwachte Lebensfreude redeten. Einige sprachen mich direkt an, weil sie feststellten, dass ich mich verändert hatte und plötzlich mehr Wert auf Äusserlichkeiten legte, zum Beispiel modische Kleider anzog. «Sie ist halt in einer Midlife-Crises», hörte ich oft. Vermutlich dachten sich manche auch: «Was geniesst die jetzt das Leben, wo sie doch einen totkranken Mann hat.»

Doch musste ich lernen, zu akzeptieren, dass Luca nie mehr so sein würde wie früher und in nächster Zeit sterben würde. Und ich musste lernen, einen Weg ohne ihn zu gehen, weil er nie mehr zurückkehren würde. Die Perspektiven für den Verlauf dieser Krankheit bis zum Tod liegen bei zwei bis acht Jahren. Ich wusste also nicht, ob mein Mann in relativ kurzer Zeit sterben oder ob es noch länger dauern würde.

Auch Thomas musste sich mit der Frage befassen, wo er ausserhalb des stark fordernden Alltags zwischen Geschäft und der enorm fordernden Familiensituation durch die Erkrankung seiner Frau seine Nischen fand, um etwas abzuschalten und sich zu erholen.

Thomas: Ein wichtiger Begleiter, um meine Gedanken auf etwas anderes zu bringen und mich körperlich zu erholen, war in dieser Zeit der Sport. Das trug dazu bei, dass ich körperlich fitter wurde und an Gewicht verlor. Das machte mich stolz und trug zu einem guten Selbstwertgefühl bei.

Um sozial den Anschluss nicht ganz zu verlieren, ging ich ab und zu zum Fussballtraining meiner Kollegen, obwohl ich selber wegen der Knie nicht mehr spielen konnte. Ab und zu nahm ich das Motorrad aus der Garage und machte damit einen Ausflug.

Insgesamt war ich in einer eigenartigen Stimmung damals, als wäre mir plötzlich alles etwas gleichgültig. Das mag damit zusammenhängen, dass ich unter Medikamenten stand. Rückblickend betrachte ich diese Phase als nicht ungefährlich, weil eine solch existenzielle Grenzerfahrung, wie ich sie in dieser Zeit erlebte, dich dazu verleitet, im Leben ans Limit zu gehen. Beim Skifahren, Autofahren oder Motorradfahren: Plötzlich konnte ich verstehen, dass man sich in einem solchen Moment im Leben sagen kann: «Dann fahre ich halt mit 250 Stundenkilometer in einen Baum.»

Dazu kam es glücklicherweise nicht – insbesondere, weil ich mich von meinem sozialen Umfeld getragen fühlte. Da waren meine beiden Töchter, für die ich verantwortlich war, aber auch meine Eltern, die sich sehr um uns sorgten. Auf medizinisch-fachlicher Ebene waren die Bezugspersonen meiner Frau in der Pflege von grosser Bedeutung. Sie konnten nachvollziehen, wie

«Ohne mein persönliches Netzwerk
wäre es nicht gegangen.»

Thomas Friedli

fordernd und schwierig die Beziehung zu einer an FTD erkrankten Person war. Sie spürten täglich während ihres Arbeitsalltags, wie belastend die Begleitung eines Menschen war, der unter dieser Krankheit litt. Im Austausch mit ihnen konnte ich auf sehr wertvolle Art und Weise meine Sorgen verarbeiten.

Eine besondere Rolle spielte die Abteilungsleiterin des Heims, wo meine Frau die letzten Monate betreut wurde. Sie gab sich grosse Mühe in der Kommunikation mit mir, was ich enorm schätzte. Jeden zweiten Tag bekam ich entweder ein Mail oder einen Anruf und erfuhr, wie es meiner Frau ging. Ich wurde immer sofort informiert, wenn etwas vorgefallen war. Das erlebte ich als eine Beruhigung, zumal ich spürte, dass alles unternommen wurde, damit es meiner Frau den Umständen entsprechend gut ging. Es wurde an diesem Ort umfassend für sie gesorgt, der Umgang mit ihr war äusserst würdevoll, und ich spürte, dass das Pflegepersonal sie gern hatte.

Auch unser schon längst pensionierter Hausarzt, der mich seit jungen Jahren kannte, war behilflich und sagte mir: «Wenn immer du Fragen hast, komm auf mich zu, ich helfe dir.» Ich konnte ihn am Sonntagnachmittag anrufen, um mit ihm alle Fragen zu besprechen, die mich beschäftigten. Er war vor allem zu Beginn wichtig, um mich aus einer Hilflosigkeit zu befreien und mir aufzuzeigen, welches die nächsten möglichen Schritte waren.

Ohne mein persönliches Netzwerk wäre das nicht gegangen. Auch bei den rechtlichen Fragen konnte ich mich von einem Kollegen, der mit mir im Rotary Club war, beraten lassen. Das empfand ich als etwas vom Wichtigsten: dass ich in meinem Freundeskreis auf Fachleute zugreifen konnte, die mir kollegial halfen.

Der Freundeskreis sei enger und intensiver, dafür aber auch kleiner geworden, erinnert sich Thomas. Die Gründe sieht er darin, dass er kaum noch Zeit hatte, um selber aktiv Kontakte zu pflegen.

Thomas: Es gab zwei Typen von Freunden. Jene, die sagen: «Wenn du etwas brauchst, ruf mich einfach an!» Und dann jene, die einfach vorbeikamen und machten: «Komm, ich mähe dir am Samstag den Rasen oder nehme dir zuhause den Boden auf.» Das waren jene Hilfestellungen, die sehr wertvoll waren und ich sehr dankbar entgegennahm. Logischerweise braucht es dazu viel Vertrauen und Fingerspitzengefühl, sodass sich der Kontakt in dieser Zeit auf nur ganz wenige Menschen konzentrierte. Folglich ist es verständlich, dass sich Freundschaften in einer solch belastenden Situation verändern oder sogar wegbrechen. Beispielsweise verlor ich den Kontakt zu Menschen praktisch vollständig, die eher meine Frau gut kannte.

Enttäuscht war ich hingegen von Menschen, die nicht verstanden, dass ich während dieser akuten Phase kaum noch Zeit für sie hatte. Etwa Kollegen, die mich immer wieder aufforderten und sagten: «Komm doch mit mir ein Bier trinken!» Die musste ich ständig enttäuschen, weil ich keine Zeit hatte und mich um den Haushalt kümmern oder die sehr anspruchsvolle Administration im Zusammenhang mit der Erkrankung meiner Frau erledigen musste.

Auch Nathalie erlebte, wie sich Freunde oder Familienmitglieder immer wieder vor den Kopf gestossen fühlten, weil sie sowohl zeitlich als auch psychisch wegen ihres erkrankten Mannes stark unter Druck stand: «Die Angebote, die ich bekam, waren sicher immer gut gemeint, doch verstehen die Leute nicht, dass du einfach nur noch im Modus des Funktionierens bist. Besonders schwierig war für mich diese Vorwurfshaltung, wenn ich zum Beispiel am Sonntagnachmittag früher von einem Familienanlass aufbrach und mich quasi dafür entschuldigen musste, dass ich zuhause noch die Wäsche machen und putzen musste, bevor ich dann am Montagmorgen wieder mit der Arbeit begann. Dasselbe erlebte ich mit Freundinnen, die mit mir einen Kaffee trinken wollten, wenn ich ihnen antwortete: «Ich weiss nicht wann.» Obwohl das gut gemeint war, bedeutete das für Nathalie eher Stress als einen Gefallen.

Wie Thomas schätzte auch sie ganz konkrete Hilfsangebote. So erledigte ihre Cousine für sie die Steuererklärung, die aufgrund der neuen Situation plötzlich sehr komplex geworden war. Das war eine wertvolle Hilfestellung, die Nathalie sehr entlastete. Überhaupt waren ihre eigene Familie und die Verwandtschaft generell ein grosser Rückhalt, indem sie in allen möglichen Momenten da waren, in denen sie konkrete Unterstützung brauchte oder einfach jemanden, der zuhörte, sodass sie sich von den ganzen Strapazen erholen konnte. «Ohne meine Familie hätte ich das alles nicht geschafft», kommt Nathalie zum Schluss. «Daher empfinde ich meiner Mutter und ihrem Partner, aber auch meinem Bruder gegenüber bis heute eine grosse Dankbarkeit.»

Rückblickend kommen Nathalie und Thomas zum Schluss: Wer Hilfe anbieten möchte, braucht einen Mix zwischen Feingefühl und Mut, sich einbringen zu wollen. Am wichtigsten waren sowohl bei Nathalie als auch bei Thomas die engste Familie, also die Eltern und Geschwister.

Letztendlich – und das gilt für beide – waren sie vor allem auf sich allein gestellt und mussten täglich selber über die Runden kommen, nicht nur beim Organisieren des Alltags, sondern auch beim Finden eines eigenen inneren Ausgleichs. Daher wurden Beschäftigungen wichtig, die etwas für Entspannung und Ablenkung sorgten. «In schweren Momenten hörte ich sehr gerne Musik. Auch heute noch», sagt Nathalie. «Dann drehe ich bei mir zuhause den Sound voll auf und fahre dabei meine Seele runter.»

Die neue Partnerschaft

Dass der Blick nach vorne Nathalie schon bald in eine neue Partnerschaft führte, hätte sie sich aber nicht träumen lassen. Bis heute kommt ihr die Geschichte fast etwas märchenhaft vor, wie Thomas und sie sich kennengelernt haben.

Nathalie: Im Oktober 2018 schrieb ich der Redaktion des Gesundheitsmagazin «Puls» von SRF über die Problematik dieser Krankheit und der Unterbringung von Patienten, weil mein Mann zu dieser Zeit bereits eine Odyssee hinter sich hatte und im dritten Heim lebte. Das bedeutete einen grossen Stress – in erster Linie für ihn, dann aber auch für uns als Angehörige. Die Redaktion von «Puls» antwortete mir sogleich und meinte, dass sie im Moment leider kein Fenster für einen Beitrag sehe, doch sich wieder bei mir melden würde. Ich hatte das bereits vergessen, als mir im Januar 2019 die Redaktion des SRF-Gesundheitsmagazins erneut schrieb und mitteilte, sie würde gerne einen Filmbeitrag zu meiner Geschichte drehen.

Das war zu einer Zeit, als Luca wieder in der Klinik der Universitären Psychiatrischen Dienste war. Weil er mehrfach aus dem Heim ausgerissen war, hatte das eine geschlossene Abteilung erforderlich gemacht, die nur dort vorhanden war. Wegen der Filmaufnahmen entstand ein Kontakt zur Kommunikationsabteilung der Klinik, welche diese koordinierte. Aus diesem Team kam jemand auf mich zu und sagte, dass die Frau eines Freundes von ihm seit Kurzem ebenfalls von der gleichen Erkrankung betroffen sei. Darauf antwortete ich, dass er sich gerne bei mir melden dürfe, vielleicht könnte ich ihm ja mit meinen Erfahrungen helfen.

Zwei Wochen später bekam ich ein Mail von Thomas. Da ich gerade Ferien vor mir hatte, machten wir nicht sogleich ab. Doch in der Zwischenzeit wurde der Beitrag im «Puls» ausgestrahlt, sodass er mich quasi übers Fernsehen schon kennen lernte. Am darauffolgenden Donnerstag trafen wir uns in einer Autobahnraststätte zum Nachtessen. Ich war etwas früher dort, weil er im Stau steckengeblieben war. Als er kam, bestellten wir das Essen und redeten zwei Stunden lang über unsere an FTD erkrankten Ehepartner. Das war sehr spannend und beeindruckend. Noch nie hatten wir uns mit jemandem so intensiv ausgetauscht, der sich in derselben Situation befand.

So zogen wir am selben Abend noch ein Haus weiter auf ein Glas Wein. Dabei kamen wir auf uns selber zu sprechen und realisierten, dass wir beide sehr ähnliche Interessen teilten. Wir liebten das Skifahren sowie Motorräder und Autos und natürlich die Beziehung zu unseren Kindern, die in einem ähnlichen Alter waren.

Wir tauschten die Telefonnummern aus, die von nun an sehr häufig gewählt wurden. So bekam Thomas mit, dass ich kurze Zeit später Geburtstag hatte und diesen mit meiner Familie feiern würde. Er fragte mich, ob ich am darauffolgenden Tag mit ihm feiern möchte, was mich sehr freute. Er holte mich mit einem grossen Blumenstrauss ab. Wir gingen essen und redeten wiederum lange sehr schön miteinander, und so wurde uns bereits eine Woche, nachdem wir uns kennen gelernt hatten, klar, dass wir unseren weiteren Weg zusammen gehen wollten.

Endlich hatten wir beide jemanden gefunden, der dafür Verständnis aufbringen konnte, welch schweres Schicksal wir mit unseren Partnern erlebten und durchlitten. Diese Gemeinsamkeit öffnete von einem Moment auf den anderen unser Herz füreinander. Durch die Krankheit unserer Partner entstand eine solch tiefe Verbundenheit, wie man sich das nicht erträumen oder vorstellen kann.

Durch die neue Partnerschaft lernten sich auch die Kinder der beiden kennen. Nathalies Söhne Giuliano und Gianmarco sind etwas älter als Michelle und Stephanie, doch wuchsen alle schnell zu einer Gemeinschaft zusammen, die sich zu Familienfesten und an Feiertagen trifft. Nathalies Söhne wohnen nicht mehr bei ihrer Mutter, daher beschränken sich die Berührungspunkte auf solch besondere Momente des Zusammenkommens. Doch verbindet die vier «Patchwork-Geschwister» die Entlastung und Freude darüber, dass in das Leben des überlebenden Elternteils ein Partner getreten ist und ihr Vater respektive ihre Mutter nicht alleine leben muss. Immer mehr entsteht vonseiten der Kinder zum neuen Partner aber auch eine wichtige Beziehung, die sie nicht mehr missen möchten.

Thomas: Wenn ich meine Töchter mit Nathalies Söhnen vergleiche, so denke ich, dass es Michelle und Stephanie einfacher fiel, Nathalie als meine neue Partnerin zu akzeptieren, als umgekehrt. Vermutlich hat das etwas mit dem Alter zu tun und dass Jungs anders damit umgehen als Mädchen. Michelle war zu Beginn zwar etwas kritisch gegenüber Nathalie, schloss sie aber sehr schnell in ihr Herz. Heute sind sie ein Herz und eine Seele und freuen sich, wenn sie einander sehen. Bei Stephanie, der jüngeren Tochter, war das schon früher der Fall. Sie war sehr froh, dass wieder jemand da war, und erst kürzlich sagte sie mir: «Das ist gut, hast du Nathalie kennen gelernt.»

Meine beiden Töchter haben Nathalie zu hundert Prozent akzeptiert. Auch Nathalie spürte, dass sie voll angenommen ist. Sie gehört mittlerweile dazu, was ich zum Beispiel daran merke, wie meine Töchter mit ihr ohne Hemmungen das Badezimmer teilen.

Die Beziehung der Kids untereinander ist gut. Doch sehen sie einander nicht so oft und leben in anderen Welten. Auf der einen Seite sind da die Jungs aus der Stadt und auf der anderen Seite die Mädchen vom Lande – da liegen Welten dazwischen. Auch kommt das unterschiedliche Alter dazu und der andere Lifestyle. Doch haben sie es lustig, wenn wir zusammen etwas unternehmen. Sie sind herzlich im Umgang miteinander, und manchmal gibt es Momente, wo ich so etwas wie einen Family-Spirit zwischen uns allen spüre – vermutlich dadurch bedingt, weil wir ein uns alle verbindendes gemeinsames Schicksal teilen, das uns zusammengeschweisst hat.

> «Ich spüre, dass wir
> durch dieses gemeinsame
> Schicksal einen besonderen
> Family-Spirit haben.»

Thomas Friedli

Es ist ein Glück, haben wir beide solch intakte Familien, wozu auch unsere Eltern und unsere Geschwister gehören, die zu dieser positiven Atmosphäre beitragen. Es ist schön, dass wir wieder eine solch familiäre Zusammengehörigkeit haben, die uns durch die Krankheit abhandengekommen ist. Wir können auch mal, wenn wir fröhlich zusammensitzen und feiern, plötzlich nachdenklich werden, weil wir diejenigen vermissen, die nicht mehr da sind, und diese Trauer zulassen.

Dieser neue Family-Spirit kam besonders in jener Zeit zum Tragen, als sich im Sommer 2019 der Tod von Esthi und ein Jahr später von Luca abzeichnete. Die letzten Monate waren eine spezielle Herausforderung für deren Ehepartner und die weiteren Angehörigen. Es war, als würde nochmals ein letzter Kampf um das so früh an diese heimtückische Krankheit verlorene Leben stattfinden, verbunden mit schweren Entscheidungen der verantwortlichen Partner und schliesslich gefolgt von einem traurigen Loslassen und Abschiednehmen – über den Tod hinaus.

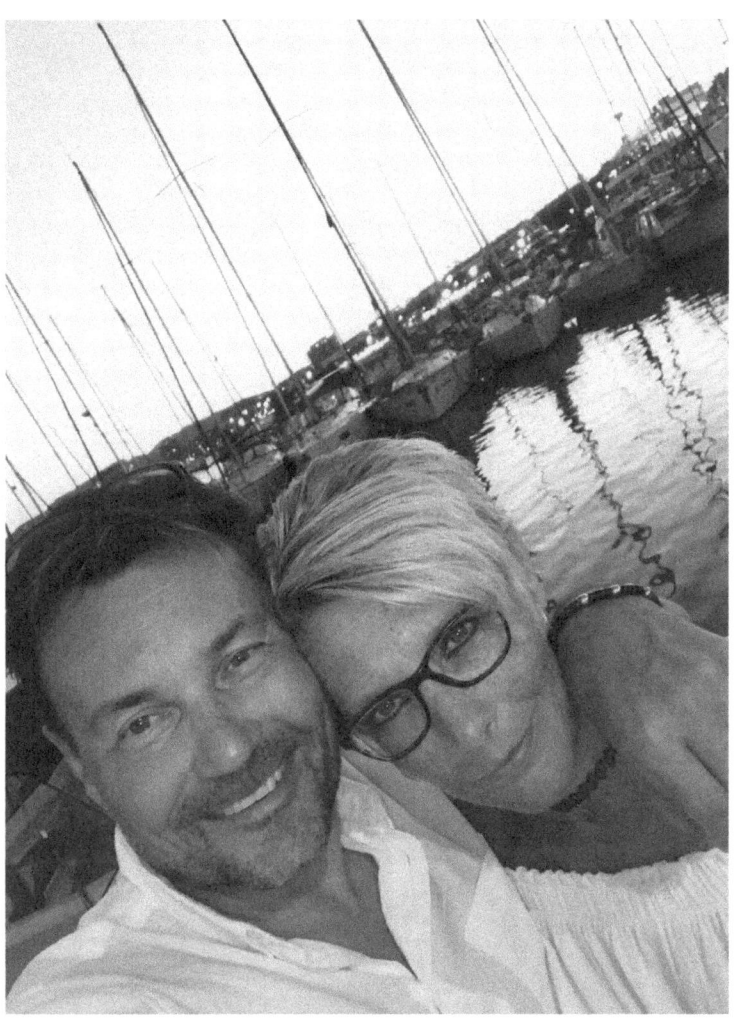

Thomas und Nathalie in Frankreich im Juli 2021

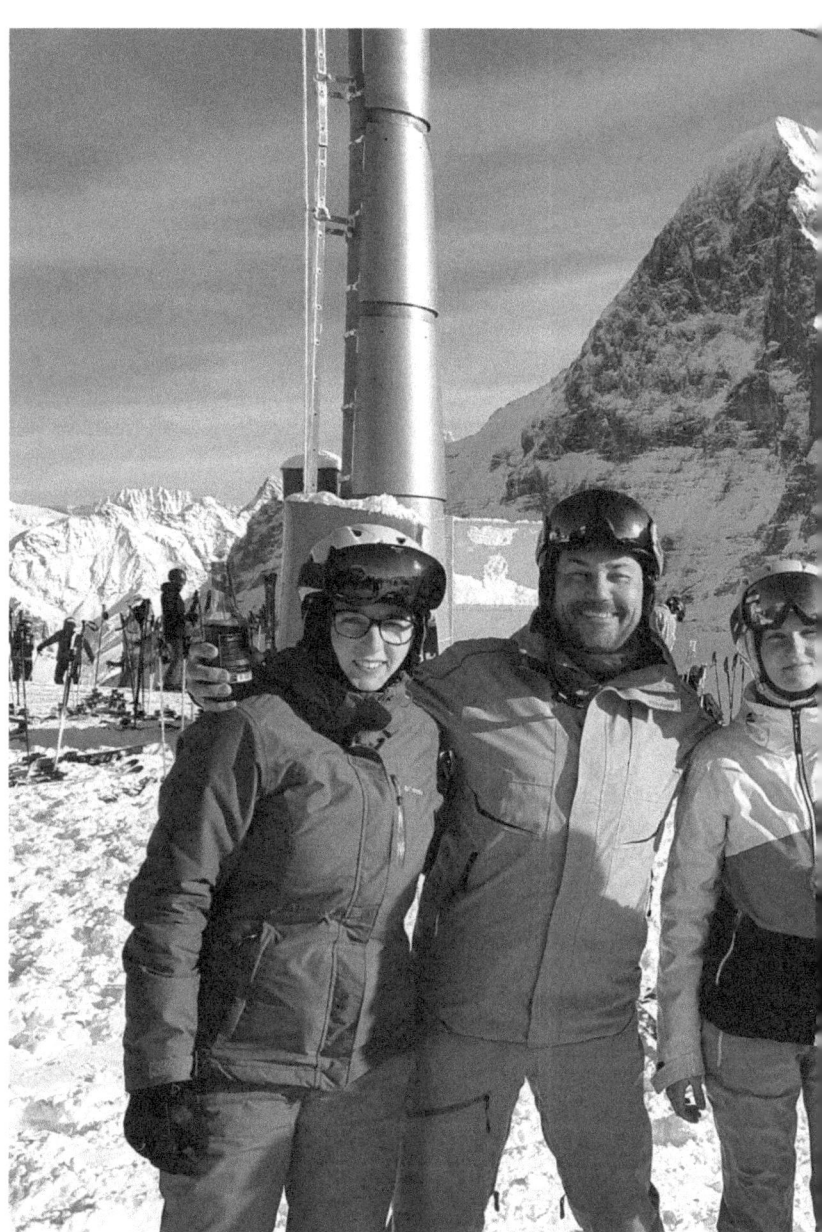

Beim Skifahren im Dezember 2020

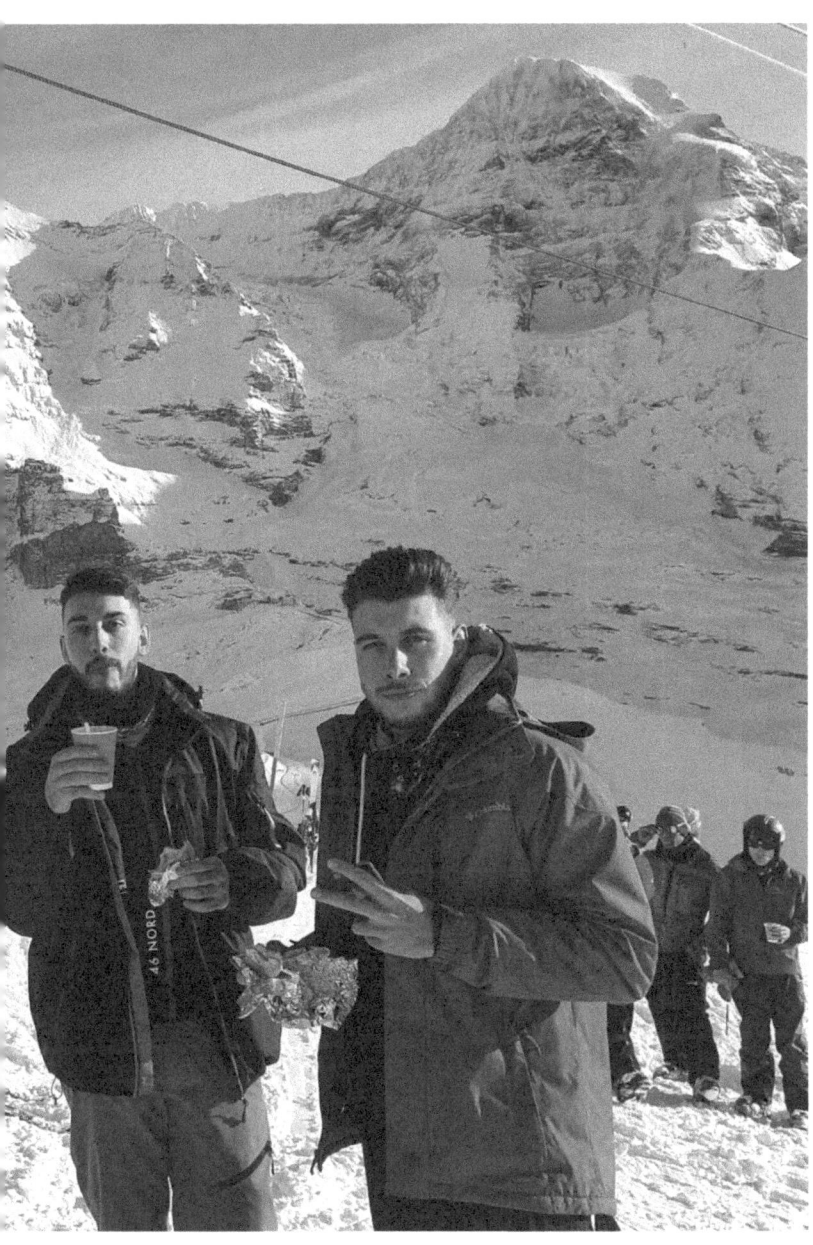

Esthis letzte Lebensmonate

So unterschiedlich die Krankheitsverläufe bei einer frontotemporalen Demenz sind, so verschieden verläuft auch die letzte Zeit bis zum Tod. «Esthi erstummte in ihren letzten Lebensmonaten vollends und drückte sich nur noch in Zeichen aus», erinnert sich Thomas. Da auch das Schreiben nicht mehr möglich war, konnte sie sich nicht mehr ausdrücken, und es war nicht klar, was sie noch verstand.

Sie begann sich auch gegen die Pflege zu wehren. So liess sie sich die Nägel nicht mehr schneiden, duschte und wusch sich nicht mehr und trug immer dieselben Kleider.

Thomas: Es war, als würde sie um ihren Körper eine Mauer aufbauen und gegen alle, die sich ihr näherten, sogleich den Kampf aufnehmen. Manchmal gelang es mir mit viel Zureden und Geduld, sie neu einzukleiden. Auch habe ich unseren langjährigen Coiffeur ins Heim gebeten, um ihr wieder einmal die Haare zu schneiden.

Doch hatte sie immer Ordnung im Zimmer. Der Koffer stand stets gepackt bereit, wenn ich sie besuchte, damit sie mit mir nach Hause hätte gehen können. Der Abschied war deshalb immer schlimm, weil sie dann die Türe zuknallte, um sich schlug oder Dinge zu Boden warf. Erst ganz zum Schluss, die letzten Wochen, spürte ich eine Art Versöhnung. Da kam es vor, dass sie mich berührte, auf den Ehering oder das Hochzeitsfoto zeigte, und ich konnte in ihrem Gesicht ablesen, dass sie dabei etwas Schönes empfand. In solchen Momenten liess sie es zu, dass ich sie anfasste. Ich konnte ihr die Hand geben, mehr aber nicht. Auf eine Umarmung reagierte sie abweisend.

Bestimmend bei diesen letzten Lebensmonaten seiner Frau war für Thomas, dass er mit Esthi ein paar Jahre vor ihrer Erkrankung einen Vorsorgeauftrag abgeschlossen hatte – in der Hoffnung, dass dieser nie zur Anwendung kommen würde. Auslöser dazu war eine sogenannte Erfa-Gruppe, an der Thomas seit einigen Jahren teilnahm. Diese Erfahrungsgruppe von Industriellen war eine Vereinigung, in der man sich viermal jährlich zur Klausur traf und sich gezielt Themen widmete, die Unternehmer während und ausserhalb ihres Geschäftslebens beschäftigten. Abseits von Alltag und Stress – meist irgendwo abgelegen in den Bergen – sprachen sie über Tod, Sexualität, Ehe und Beziehungsfragen, aber auch über wirtschaftliche Themen. Von diesen vier Treffen fand jeweils eines mit der Ehepartnerin oder dem -partner statt.

Thomas: Wir trafen uns im Engadin zusammen mit den Ehepartnern, als das Thema Vorsorgeauftrag während eines ganzen Wochenendes genauer besprochen wurde. Ein Experte zeigte uns die drastischen Folgen auf, wenn in Unternehmerfamilien ein solcher fehlte. Es wurden Beispiele aufgeführt, in denen plötzlich einer der Geschäftspartner krank wurde oder nach einem Unfall hirngeschädigt war.

Esthi, die an diesem Treffen ebenfalls dabei war, interessierte sich genauso wie ich für dieses Thema, das wir zwar ab und zu angesprochen, aber nie ernsthaft diskutiert hatten. Denn wer denkt schon in der Blüte seines Lebens gerne an einen Schicksalsschlag oder an solch widerwärtige Umstände, die einen Vorsorgeauftrag notwendig machen.

Umso mehr waren wir beeindruckt von diesen Informationen, sodass wir uns kurz darauf entschieden, einen solchen Vertrag abzuschliessen. Da unser Geschäft uns beiden zu unterschiedlichen Teilen gehörte, wäre es sowohl für sie wie auch für

«Die Verantwortung für meine Frau
lag zu hundert Prozent bei mir.»

———

Thomas Friedli

mich einschneidend gewesen, würde einem von uns etwas zustossen. Dazu kamen Geschäftsgebäude und unser Eigenheim
mit Hypotheken sowie Konti und entsprechenden Unterschrif-
tenregelungen auf verschiedenen Banken. Plötzlich wurde uns
auf drastische Weise bewusst, wie fatal alles wäre. Der Anteil des
anderen an unserem gemeinsamen Besitz und unserer unterneh-
merischen Tätigkeit wäre von einem Tag auf den nächsten in
den Händen der Behörden gelegen, was sowohl für die operative
Geschäftsleitung als auch die Besitzverhältnisse massive Folgen
gehabt hätte. Statt der Unterschrift des Partners wäre bei jedem
Entscheid plötzlich die staatliche Aufsichtsbehörde Mitunter-
zeichnerin geworden. Dies hätte bewirkt, dass wir bei unterneh-
merischen Entscheiden nicht mehr selbstständig gewesen wären,
was vermutlich den Ruin unseres Geschäfts zur Folge gehabt
hätte.

Also schlossen meine Frau und ich 2016 einen solchen Vorsorgeauftrag ab. Ein folgenreicher Entscheid, der mir in der
schweren Zeit einiges erleichtern sollte. Bis der Vertrag jedoch
tatsächlich zum Tragen kam, musste ich einen hürdenreichen
Weg nehmen. Denn leider dachten Esthi und ich damals nicht
daran, das vorschriftsgemäss handschriftlich verfasste Papier von
einem Notar beglaubigen zu lassen oder es beim Standesamt zu
hinterlegen. Es war ein Fehler, dieses nur im Tresor abzulegen.

Daher kam zum Zeitpunkt, als ich Esthi im Januar 2018 in
den Notfall brachte, zuerst eine befristete fürsorgliche Unter-

bringung (FU) ins Spiel. Da sich meine Frau gegen diese Einweisung wehrte, brauchte es das von einem Arzt ausgestellte Papier, das bestätigte, dass wegen Fremd- und Selbstgefährdung eine Einweisung in die Klinik notwendig war. Dorthin wurden wir nach sehr langer Wartezeit denn auch überwiesen, und als wir ankamen, wurde Esthi befragt, ob sie freiwillig hier sei, was sie verneinte. Auf dem Formular, das sie vor dem Eintritt ausfüllen musste, hielt sie schriftlich fest, dass sie gegen ihren Willen eingewiesen wurde. Das hatte zur Folge, dass sich die KESB einschaltete. Das fand ich vom Grundsatz her richtig, doch erschwerte das alles natürlich sehr.

Damals musste ich den Vorsorgeauftrag, der diese Situation ebenfalls vorsah, bei der KESB hinterlegen. Bis er schliesslich notariell beglaubigt, überprüft und beurkundet war, dauerte es bis im Juni 2018. Bis dahin war Esthi an allen Besprechungen und Entscheidungen anwesend, was sehr belastend war. Auch die Beantragung des Taggelds bei der Versicherung musste sie selber unterzeichnen.

Nach den neurologischen Untersuchungen, die nachwiesen, wie schwer krank Esthi war, und der im April erfolgten Abhörung durch die KESB wurde ein Protokoll erstellt, worin meine Frau festhielt: «Ich möchte nach Hause. Daheim geht es gut. Ich merke nichts von meiner Krankheit. Ich vergesse nichts. Der Familie geht es gut.» Ich musste ergänzend zum Vorsorgeauftrag der KESB meine Auszüge aus dem Betreibungs- und Strafregister vorlegen, schliesslich wurde das Dokument im Juni als rechtens erklärt, sodass ich eine Urkunde erhielt, Esthis Vorsorgebeauftragter zu sein.

Erst von diesem Zeitpunkt an war ich befugt, selber wieder auf unsere gemeinsamen Bankkonti zuzugreifen oder mich um unsere Hypotheken zu kümmern. Davon betroffen waren auch

Entscheide, welche die medizinische Betreuung oder Unterbringung von Esthi betrafen. Als sie im Herbst jedoch von der psychiatrischen Universitätsklinik ins Pflegeheim wechselte, fand erneut eine Anhörung durch die KESB statt, da ich als Vorsorgebeauftragter bei den Behörden dazu eine Bewilligung einholen musste, weil dies gegen den Willen meiner Frau geschah.

Es war ein belastender Spiessrutenlauf durch den Dschungel der Behörden, bis ich ungehindert die Geschäfte so weiterführen konnte, wie ich es logischerweise auch zusammen mit Esthi getan hätte. Etwas anderes wäre mir nie in den Sinn gekommen. Insofern erachte ich es als einen Systemfehler, dass die gesetzlichen Bestimmungen auf Misstrauen ausgelegt sind. Wer als alleiniger Partner zurückbleibt, muss ständig beweisen, dass er im Sinne des erkrankten Partners handelt. Daher empfehle ich allen Paaren, die gemeinsam ein Geschäft besitzen oder führen, einen solchen Vorsorgeauftrag so früh als möglich abzuschliessen und notariell beglaubigen zu lassen.

Zum Glück muss ich mir rückblickend nicht im Detail ausmalen, was geschehen wäre, hätten wir den Vorsorgeauftrag nicht unterzeichnet. Da Esthis Erkrankung und der Abschluss des Vorsorgeauftrags zeitlich relativ nahe beieinanderlagen, überprüfte die KESB aber doch dessen Gültigkeit. Es kam zum Schriftenvergleich dieses handgeschriebenen Papiers mit früheren von ihr geschriebenen Dokumenten, und man kam zum Schluss, dass die leichten Unterschiede im Toleranzbereich lagen, auch weil es weitere Belege dafür gab, dass sie damals noch uneingeschränkt zurechnungsfähig war.

Die KESB beschäftigte sich mit uns auch wegen der Kinder. Wenn eine Mutter von zwei Kindern plötzlich komplett ausfällt, dann läuten bei der KESB natürlich die Alarmglocken. Kaum war Esthi in der UPD, klingelte bei mir das Telefon, und ich wurde benachrichtigt, dass sie sich wegen einer möglichen Fremdplatzierung meldeten, weil ich aufgrund meiner Tätigkeit als Inhaber eines Geschäfts nicht auf die Kinder aufpassen könne. Aus heutiger Sicht und objektiv betrachtet, ist das eine verständliche und sinnvolle Reaktion einer Kinderschutzbehörde auf eine solche Situation. Im Moment damals war das für mich aber sehr belastend.

Nach diesem Anruf beruhigte sich die Situation etwas. Die KESB realisierte, dass ich die Betreuung der Kinder im Griff hatte und sich neben mir auch die Grosseltern um sie kümmerten sowie die Mahlzeiten und die Betreuung organisiert waren. Nachdem ich plausibel machen konnte, wie ich trotz der sehr belastenden Familiensituation alles unter Kontrolle hatte, war man sehr freundlich im Umgang mit mir und entschuldigte sich. Wenn alle so gut organisiert wären wie ich, hätten sie bei der KESB überhaupt nichts mehr zu tun, meinte man.

Das Vorgehen der KESB ist halt so, dass sie immer vom Schlimmsten ausgehen muss. Dass wir uns abstrampelten und ständig an allen Fronten das Beste aus der Lage zu machen probierten, konnte sie nicht wissen. Zu oft macht sie offenbar gegenteilige Erfahrungen, werden Kinder ihrem eigenen Schicksal überlassen. Doch muss ich zugeben, dass es nicht einfach zu ertragen war nebst dieser sehr belasteten Situation mit meiner Frau, ständig auf solche von Misstrauen geprägten und vom Schlimmsten ausgehenden Begegnungen zu reagieren.

Mir leuchtet der Sinn und Zweck einer Kinder- und Erwachsenenschutzbehörde ein, weshalb ich auch nie negativ über sie redete. Doch wenn du dieser Behörde einmal ausgeliefert bist, dann kommen immer wieder sehr anspruchsvolle Emotionen hoch. Wenn dich aus einem schön aufgeräumten Büro eine Person in deinem aufgewühlten Chaos anruft, dann ist das so, als ob zwei gegensätzliche Welten aufeinanderprallen würden. Du hast plötzlich das Gefühl, dass sie dir nun auch noch die Kinder wegnehmen wollen, da kannst du einfach nicht anders als fast durchdrehen. Sie wissen alles über dich, auch über deine finanzielle Situation, und wenn sie sehen, dass du nicht arm bist, dann bekommst du plötzlich für alles eine Rechnung. Jede Abklärung, die sie machen, hat einen Einzahlungsschein zur Folge, den du ein paar Tage später im Briefkasten hast. Das ist so und kannst du nicht ändern. Es wird dir kaum je gespiegelt, dass man sieht, dass du im Grunde doch nur das Beste willst für dich und deine Kinder und überall nur so zu handeln probierst, dass es der ganzen Situation nicht schadet.

Das Problem aber bleibt, dass du ständig das Gefühl hast, unter Verdacht zu stehen. Und wenn man per se kein schlechter, sondern ein verantwortungsbewusster Mensch ist, dann ist es belastend, dass du dauernd beweisen musst, dass es nicht so ist, wie sie befürchten müssen. Du stehst permanent vor dem Szenario, dass sie dir alles wegnehmen könnten. Du machst dir Sorgen, dass du deine Hypothek nicht mehr bezahlen kannst, deine Rechnungen, die Löhne deiner Mitarbeiter, weil deine Konti gesperrt werden. Alles stürzt vor deinen Augen ein – privat wie geschäftlich –, sodass du dich wie in der Hölle fühlst. Und dann kommt noch eine Behörde, die dir ständig auf die Finger schaut und Drohungen ausspricht, obwohl sie von deinem Leben und deinen Verpflichtungen keine Ahnung hat.

Das hat logischerweise meine Beziehung zur KESB verändert. Ich hole mir juristische Hilfe, um nicht mehr direkt mit dieser Behörde zu tun zu haben und damit sie genau die Antworten bekam, die sie hören wollte. Wenn ich sehe, wie bei Nathalie die KESB ständig im Spiel war, weil sie keinen Vorsorgeauftrag hatte, dann frage ich mich schon, ob diese Behörde immer im

Sinne der Betroffenen handelt. Obwohl auch sie eine verantwortungsbewusste Frau ist, die nur im Sinne ihres Mannes handelte, konnte sie wichtige Entscheide kaum noch selber fällen. Überall hatte die KESB die Hände im Spiel.

Ich wollte selbstständig sein und setzte daher alles daran, dass ich mit der KESB so schnell wie möglich nichts mehr zu tun hatte. Dafür musste ich alles selber machen, was jedoch meinem Wesen entspricht. Ich bin Unternehmer und habe mir meine Unterstützung nach meinem eigenen Gutdünken organisiert. Doch hatte dies auch seinen Preis, und es wäre aus meiner Sicht sehr wünschenswert, wenn die KESB auch auf solche Situationen wie meine vorbereitet ist, wo nicht alles im Argen liegt, sondern jemand Hilfe braucht, der verantwortungsbewusst und selbstständig handeln möchte. So sah ich diese Behörde immer mehr als Teufel, während Nathalie sie als Hilfe betrachtete.

Ich spürte, dass die für mich zuständige KESB-Behörde mit meinem Fall komplett überfordert war. Die zuständigen Personen hatten keine Strategie, wussten nicht, was zu tun ist, wenn eine Person durch eine progrediente Krankheit in jungen Jahren die Mündigkeit verliert und dazu noch Kinder und ein Unternehmen im Spiel sind.

Zum Glück machte Stephanies Lehrer keine Gefährdungsmeldung nach einem Elterngespräch, bei dem Esthi ihrer Tochter gegenüber ausfällig geworden war. Stattdessen suchte er das Gespräch mit mir und fragte mich, was denn los sei und wie ich die Situation einschätze. Denn eigentlich müsse er eine Gefährdungsmeldung bei der KESB beantragen, gestand er mir ein. Natürlich hatte er recht, doch in dem Moment, in dem du selber überfordert bist und nach Lösungen suchst, kommt dieses Wort wie eine Drohkeule daher.

Ich hätte mir als Angehöriger ein Gegenüber gewünscht, das einem zur Seite steht und einen unterstützt, ohne dass man sich ständig vor dem Verlust seiner Rechte fürchten muss. Ich fragte mich oft, wie Menschen damit umgehen, die keine Ahnung haben, wie sie sich selber verteidigen können. Aufgrund meines Berufs bin ich es gewohnt, komplexe Probleme zu lösen, doch fragte ich mich immer wieder, wie jene das machen, die mit solch aufwendigem Papierkram keine Erfahrungen haben. Und zuweilen verstand ich auch, weshalb die KESB in der Bevölkerung nicht sehr populär ist, obwohl ich deren Nutzen sehe.

Ein Vorsorgeauftrag ist eine grosse Verantwortung für den gesunden Lebenspartner. Die bekam Thomas in den letzten Lebensmonaten seiner Frau im Sommer 2019 immer mehr zu spüren, ihr Verhalten wurde zunehmend beschwerlich und für das Pflegepersonal überfordernd, und es galt, schwere Entscheidungen zu treffen.

Im Pflegebericht an den externen Arzt (Demenzspezialisten) hiess es: «Frau F. verweigert zunehmend Medikamente. Ausserdem isst sie seit zwei Wochen nur noch Jogurt. Püriertes Essen verweigert sie meist, ebenso die Eiweiss-Drinks. Sie ist also einseitig und ungenügend ernährt. (…) Ihre Stimmung ist aufgehellter, sie lächelt viel. Sie kann jedoch nicht sprechen. Sie zeigt ein stark auffallendes Verhalten, indem sie immerzu an unsere Bürotür klopft, den Pflegenden die Schreibmaterialien oder Telefonapparate aus der Hand reissen will. (…) Sie ist in keiner Weise kooperativ. Körperpflege lässt sie nicht zu. Wir gelangen nun an Sie, um von Ihnen Unterstützung und Beratung zu erhalten.»

Da nun vermehrt die Frage aufkam, welche Behandlungen und Therapien bei Esthi angewendet werden sollten, hielt

Thomas in seiner Antwort an die zuständigen Ärzte fest: «Ich möchte nicht, dass bei meiner Frau lebensverlängernde Massnahmen getroffen werden. Der Krankheitsverlauf der FTD soll akzeptiert werden. Es sollen keine medizinischen Interventionen unternommen werden mit Ausnahme von Lindern allenfalls eintretender Schmerzen, soweit das die Verhaltensweise meiner Frau zulässt.

Sollte meine Frau die Einnahme der Medikamente, Essen oder Trinken verweigern, soll das akzeptiert werden und als Teil des Krankheitsverlaufs betrachtet werden. Falls es eine andere Art der Einnahme der wichtigsten und stimmungsaufhellenden Medikamente gibt, soll diese angewendet werden. Falls nötig soll der Demenzspezialist beigezogen werden. Ich möchte, dass meine Frau möglichst ohne Schmerzen und im Heim ihre lange Reise antreten kann und nicht noch in ein Spital oder eine psychiatrische Klinik verlegt werden muss, bin mir aber bewusst, dass dieser Wunsch je nach Verhalten meiner Frau und dem weiteren Verlauf der Krankheit eventuell nicht möglich sein wird. Das Leiden meiner Frau soll so weit als möglich gelindert, aber nicht künstlich medizinisch verlängert werden.»

Dieser Wunsch ging in Erfüllung. Wenige Wochen nach diesem Schreiben, im September 2019, starb Esthi im Beisein von Thomas und ihrer ältesten Tochter.

Lucas letzte Lebensmonate

Bei Luca war der Krankheitsverlauf viel langsamer. Bei ihm zeichnete sich ein Jahr nach Esthis Tod ab, dass seine Kräfte abnehmen.

Nathalie: Am 14. Juli 2020 wurde ich informiert, dass es meinem Mann schlechter ging, worauf ich ihn jeden Tag nach der Arbeit besuchte. Meine Schwiegereltern waren abwechselnd praktisch Tag und Nacht dort. Doch war mir dies unmöglich, weil ich ja auch eine Verantwortung gegenüber meinen Arbeitgebern und meinen Kindern hatte.

Dazu kam, dass Luca kaum noch interagieren konnte. Er schlief praktisch ohne Unterbruch. Wir hatten bereits Monate davor mit den Ärzten besprochen, dass keine lebensverlängernden Massnahmen ergriffen werden sollten. Das bedeutete: keine künstliche Ernährung, keine Sauerstoffzufuhr. Diese Krankheit sollte nicht noch künstlich verlängert werden. Dies hätte nur zur Folge gehabt, dass das Leiden sowohl für ihn als auch für uns verlängert worden wäre. Hingegen war klar, dass alle üblichen palliativen Massnahmen ergriffen würden, um den Sterbeprozess zu erleichtern, etwa durch die Anwendung von Schmerzmitteln. Ich hatte bei Esthi gesehen, die bereits früher verstorben war, wie wichtig es war, wenn die Ärzte und das Pflegepersonal genau wussten, was gewünscht wird.

Luca bekam dann doch ab und zu etwas Sauerstoff über die Nasensonde, wobei er sich diese immer wieder herausriss, weil sie ihn störte. Dies empfand ich als klaren Ausdruck, dass er dies nicht wollte und ablehnte.

Luca lag in den letzten Lebensmonaten fast nur noch im Bett und war in sich gekehrt. Plötzlich gab es einen Moment, da war er hellwach und von einer sehr starken Präsenz. Offenbar gibt es dieses Phänomen kurz vor dem Tod, dass ein Mensch nochmals die ganze Kraft in sich sammelt, um sich mitzuteilen, ist Nathalie überzeugt.

Nathalie: Ich war gerade mit Gianmarco bei ihm zu Besuch, und mein Sohn schilderte eine Episode, wie er an einem Fussballmatch provoziert worden sei. Darauf antwortete Luca in einem Satz: «Lasst euch nicht provozieren!» Das war sehr erstaunlich, weil er in den Wochen davor kaum noch etwas gesagt hatte, das über ein Ja oder Nein hinausging. Ich schaute ihn verblüfft an und sagte zu ihm: «Wow! Da hast du jetzt einen ganzen Satz gesagt!»

Dieser Moment blieb mir stark im Gedächtnis, weil ich mir bereits damals überlegte, ob dies vielleicht der letzte Satz war, kurz vor dem Sterben. Doch ging es ihm daraufhin etwas besser, sodass ich entschied, meine bevorstehenden und schon lange geplanten Ferien wahrzunehmen. Zwar waren Thomas und ich ständig am Überlegen, ob dies richtig sei. Wir hatten verschiedene Pläne ins Auge gefasst, um möglichst flexibel zu sein und auf Lucas Zustand reagieren zu können. Schliesslich entschied ich mich nach Rücksprache mit den Ärzten, in die Ferien zu fahren. Luca nahm nach wie vor Nahrung zu sich, wenn auch nicht viel und nur sehr leichte Sachen wie Joghurt. Er war jedoch noch immer sehr korpulent, und ich war der Überzeugung, dass mein Mann genug körperliche Reserven hatte – selbst wenn er nun die Nahrung verweigern würde.

So fuhren Thomas und ich mit seinen Mädchen nach Südfrankreich – wenn auch schweren Herzens und mit einem unruhigen Gefühl. Doch hatten wir im Hinterkopf den Plan B: dass wir sofort heimkehren würden, wenn sich sein Zustand wieder verschlechterte. Und es kam tatsächlich so, dass wir bereits nach drei Tagen mitten in der Nacht um zwei Uhr den Anruf des Heims erhielten, dass Luca gestorben sei. Als auf meinem Handy die Telefonnummer des Heims aufleuchtete, wusste ich sofort, was geschehen war. So starb Luca in der Nacht vom 26.

auf den 27. Juli. Das ist insofern ein besonderes Datum, weil der 26. Juli auch Esthis Geburtstag war. Das hat eine symbolische Bedeutung für uns.

Ich rief meine Söhne an, wir weinten zusammen am Telefon und waren traurig, weil wir in diesem Moment nicht bei ihm sein konnten. Darauf telefonierten wir mit den Eltern von Thomas, die sofort an unseren Ferienort reisten, um nach den Kindern zu schauen, während Thomas und ich in die umgekehrte Richtung fuhren.

Abdankungsfeier

Nathalie hatte bereits viele Vorbereitungen für diesen absehbaren Moment getroffen. Sie war beim Bestatter und hatte einen Sarg ausgewählt. Sie hatte das Leidzirkular formuliert und die Couverts beschriftet. Auch war sie in Kontakt mit der Kirchgemeinde, um die ökumenische Begräbnisfeier zu besprechen, sodass es auch für die Schwiegereltern stimmte. Denn es war ihr wichtig, auf deren Mentalität und Glauben Rücksicht zu nehmen.

Nathalie: Die Rückfahrt in die Schweiz war begleitet von vielen Anrufen, um alles zu organisieren, denn ich wollte die Beerdigung so schnell als möglich hinter uns bringen. Luca war tot. Wir konnten nichts mehr ändern, und ich wollte diesen belastenden Kampf mit seinen Eltern endlich abschliessen.

Noch am Abend unserer Rückkehr konnten wir zum Bestatter fahren. Zuerst aber fuhr ich mit meinem Bruder zu Luca ins Heim, um mich von ihm zu verabschieden. Er sah sehr schön aus: ruhig und gelöst, friedlich. Auch später in der Begräbnishalle sah er sehr schön aus. Wie zuvor vereinbart durften meine Schwiegereltern ihn einkleiden. Selbst meine Mutter machte der Familie bei der Beerdigung ein Kompliment dafür. Worauf meine Schwägerin ihr an den Kopf warf: «Das wäre eigentlich die Aufgabe ‹der anderen› gewesen.» Dabei hatten sie diese Aufgabe an sich gerissen, und ich hatte diese gegen meinen Willen ihnen überlassen. Dies sollte ein gängiges Muster dafür werden, wie sie mich behandelten: Sie rissen etwas an sich, um mir danach Vorwürfe zu machen, dass ich es nicht selber tat. Ich hätte Luca durch den Bestatter einkleiden lassen, weil ich das nicht gekonnt und gewollt hätte.

Womit Nathalie nicht rechnete und was sie über den Tod von Luca hinaus sehr beschäftigt, ist das Zerwürfnis mit seiner Familie. Dass man sich als Eltern und Ehefrau in dieser tragischen Entwicklung des Lebens nicht zusammenfand, sondern im Unguten auseinanderentwickelte, bis es zum kompletten Abbruch der Beziehung kam – das hätte sich Nathalie auch in ihren schlimmsten Träumen nicht ausgemalt.

Nathalie: Mir ist es wichtig, dass wir diesen Konflikt mit seiner Familie thematisieren, weil das etwas sehr Belastendes ist, das über Lucas Tod hinausgeht und uns noch fast täglich bekümmert. Luca war noch nicht gestorben, da fragte seine Familie, ob sie ihn nach seinem Tod einkleiden dürfe. Ich wusste nicht so recht, was antworten, und ich meinte, dass wir ihm in unserer Tradition am liebsten sein Lieblingskleid anziehen würden, doch wenn sie aufgrund ihrer Kultur und Mentalität eine ganz bestimmte Vorstellung hätten, sei das für uns auch okay. Es war von meiner Seite her als ein Entgegenkommen gedacht, nicht zuletzt auch um etwas Goodwill zu schaffen in einer Situation, die während des ganzen Krankheitsverlaufs meines Mannes schwierig war. Doch zu denken, dass mit Lucas Tod nun eine Versöhnung stattfinden würde, war weit gefehlt. Anlass zur Empörung gab, dass ich in den Ferien war, als er starb, was in den Augen seiner Familie ein grosses Übel war. Zwar war sein Zustand zunehmend kritischer geworden, doch hatten wir bei Esthi erlebt, wie lange der Sterbensprozess dauern konnte, so war nicht vorauszusehen gewesen, dass er ausgerechnet in dieser Zeit sterben würde.

Hätte ich geahnt, was mit dem Begräbnis von Luca alles auf mich zukommen würde, wäre ich bei meiner Rückkehr aus den abgebrochenen Ferien wohl um einiges nervöser gewesen. Ins Spital begleitete mich mein Bruder. Er war Polizist von Beruf und gab mir mit seiner ruhigen, aber bestimmten Art Sicherheit. Deshalb war ich sehr froh, dass er mitkam, allein hätte ich Angst gehabt vor der unberechenbaren Begegnung mit meinen Schwiegereltern. Thomas kam als Begleitung nicht infrage, weil das von Lucas Familie als Affront empfunden worden wäre, was ich respektierte. Als wir bei ihm ankamen, waren sie aber zum Glück nicht dort. So konnte ich alleine in aller Ruhe von ihm Abschied nehmen.

Kaum war das Gespräch über die Abdankung lanciert, begann die Nachrichtenflut meiner Schwiegereltern. Sie machten mir Vorschriften, auf welchem Friedhof sie ihn begraben haben möchten. Weil sie nicht mehr so mobil waren, akzeptierte ich, dass sie Luca gerne in der Nähe ihres Wohnortes beerdigt haben möchten, um das Grab zu pflegen. Meine Kinder waren ebenfalls damit einverstanden, denn wir waren mobil und konnten uns danach richten. Und wir beabsichtigten auch nicht, jeden Tag Lucas Grab zu besuchen. Also schrieb ich, dass es für uns in Ordnung sei, wenn Luca in dem von ihnen gewünschten Friedhof beerdigt würde.

Danach kam die Diskussion über die Feier. Ich schrieb ihnen, dass eine ökumenische Feier vorbereitet sei, die in der katholischen Kirche stattfinden würde mit einem katholischen wie auch mit einem reformierten Pfarrer. Darauf meine Schwägerin: «Nein, meine Eltern haben sich entschieden, eine eigene Abdankung in unserer Kirche zu organisieren – ohne euch.» Wiederum gab ich nach und sagte mir: «Okay, dann sollen sie ihre eigene Feier haben. Dann machen wir unsere eigene Feier in unserer eigenen Kirche bei unserem reformierten Pfarrer, den Luca gerne mochte.» So war es denn auch auf den Leidzirkularen aufgedruckt.

Mit zwei separaten Abdankungsfeiern war ein Konfliktthema zwar beseitigt, doch liess sich nicht vermeiden, dass sich die beiden Trauerfamilien davor gemeinsam auf dem Friedhof zu Lucas Begräbnis trafen. Zwar wusste ich, dass dies ein sehr schwieriger Moment werden würde, doch was sich hier schliesslich abspielte, fühlt sich für mich bis heute an wie ein schrecklicher Film, der in mir traumatische Spuren hinterlassen hat.

Wir kamen auf den Friedhof – nur ich mit meinen Söhnen, meinen Eltern, meinem Bruder und ein paar wenigen guten Freunden von Luca. Dort stiessen wir auf mehrere Dutzend Angehörige aus Italien und Bekannte, die Lucas Eltern aufgeboten hatten. Zwar war es das Jahr der Pandemie, doch in dieser Zeit mitten im Sommer waren die Fallzahlen so tief, dass solche Anlässe wieder im normalen Rahmen stattfinden durften.

Niemand würdigte uns eines Blickes, geschweige denn, dass wir von jemandem aus Lucas Familie begrüsst worden wären

oder uns jemand kondoliert hätte. Nicht einmal Gianmarcos
Pate aus Italien. Einzig ein paar Freunde von Luca kamen auf
mich zu. Es fühlte sich so an, als würde mir diese Familie jede
Trauer absprechen und mit dieser Überzahl an Leuten, die sie
mitgebracht hatte, beweisen wollen, dass ihr Leid viel grösser sei
als das unsrige. Statt uns etwas Mitgefühl entgegenzubringen,
wurden mir abschätzige Blicke entgegengeworfen. Ich spürte,
wie sie in mir die Nutte sahen, die Putta, die ihren Mann im
Stich gelassen hatte.

Die Jungs wollten Luca in der Aufbahrungskapelle sehen. Ich
fragte sie: «Seid ihr sicher, dass ihr ihn nicht lebend in Erinnerung behalten wollt?» Doch bestanden sie darauf, und wir gingen
zusammen hin. Es befanden sich bereits fünf Personen im Raum,
sodass wir aus Respekt warteten. Nachdem einige Minuten ver-
strichen waren, realisierten wir, dass sie extra keinen Platz für uns
machten, weil sie nicht wollten, dass wir Luca sehen.

Also gingen wir trotzdem hinein, beim Anblick von Luca
wurden wir von unseren Gefühlen überwältigt. Es war der Moment, wo noch einmal alles hochkam und ich diese leidvollen
letzten Jahre seines Lebens und unsere ganze gemeinsame Geschichte spürte, die wegen dieser Krankheit so tragisch endete.

Nun betrat ein Friedhofangestellter den Raum, der die Trau-
ergemeinde aufforderte, die Kapelle zu verlassen, weil der Sarg
nun geschlossen und zur Grabesstätte getragen würde. Nun

hallten Schreie durch die Kapelle, ich erschrak und verstand gar nicht, was hier geschah. Bis ich realisierte, dass dies offenbar ihre Art war, Abschied zu nehmen. Wie froh war ich in diesem Moment, hatte ich im Spital alleine in Würde und Stille von ihm Abschied nehmen können und feierten wir die kirchliche Abdankung separat.

Wir warteten vor dem Gebäude, bis der Wagen kam, auf dem sich der Sarg mit Luca befand. Es war mir und den Kindern wichtig, dass wir Luca dieses letzte Geleit geben konnten, und zwar als allererste hinter seinem Sarg. Dies hatten wir vorab so mit dem Pfarrer und dem Bestatter abgesprochen.

Doch kaum kam der Geleitwagen aus der Kapelle, gruppierten sich seine Verwandten um den Sarg, als wollten sie gezielt verhindern, dass wir diesen Platz einnahmen, der uns als seiner Ehefrau und seinen Kindern zustand. Schliesslich kümmerte sich der Bestatter darum, dass dieser Wunsch in Erfüllung ging und wir als Lucas Familie beschützt wurden.

Die Feier am Grab war sehr schön. Die Worte des Pfarrers und das Ritual mit den Blumen, die wir mit ins Grab gaben, waren sehr würdevoll und ermöglichten, dass mir dieser in emotionaler Hinsicht so würdelose Anlass auf dem Friedhof dann doch angenehm in Erinnerung blieb.

Bevor die beiden Trauerfamilien auseinandergingen, entschied ich mich aus Respekt, den Verwandten von Lucas Familie zu kondolieren. Doch kaum machten wir den Schritt auf sie zu, meinte meine Schwägerin zu mir: «Lass es bleiben. Vergiss es!» Mir kamen die Tränen, und ich wollte nur noch weg. Weg von diesen Menschen, weg von diesem ganzen Hass auf mich, auf den es für mich keine Antwort gab.

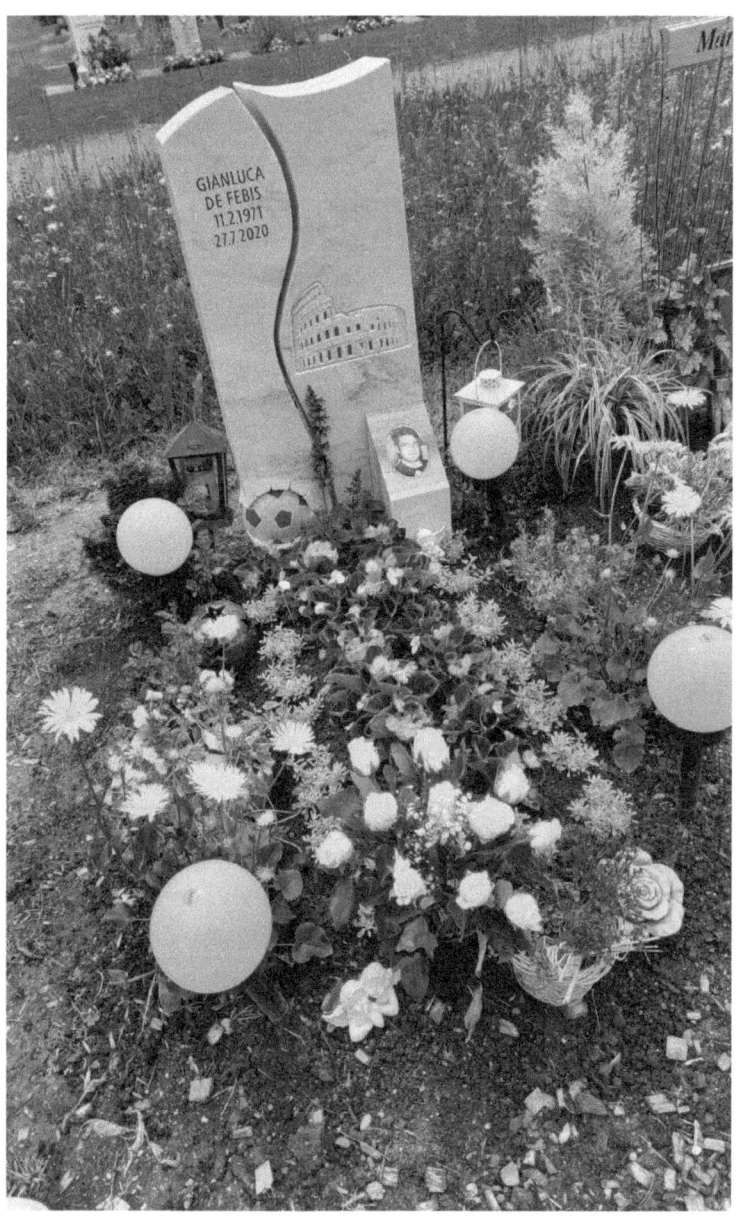

GIANLUCA
DE FEBIS
11.2.1971
27.7.2020

Konfliktthema Grabstein

In diesem Moment auf dem Friedhof entschied sich Nathalie, mit der Familie ihres verstorbenen Mannes für immer abzuschliessen und jeglichen Kontakt zu vermeiden. Das Erlebnis der Begräbnisfeier weckte aber auch den Entschluss, für Luca den Grabstein zu besorgen, koste es, was es wolle, um das Gedenken an ihren Mann auf seiner letzten Ruhestätte nicht allein seinen Verwandten zu überlassen.

Nathalie: Diesem Entschluss war ein längerer Konflikt um den Grabstein vorausgegangen. Denn auch hier wollte Lucas Familie ihre Handschrift hinterlassen, ohne mich und die Jungs mitentscheiden zu lassen. Ich hatte diese Aufgabe ursprünglich an sie delegiert, weil ich mit der ganzen Situation überfordert war und ahnte, wie teuer mich das alles zu stehen kommen würde. Ich stand nach dem Tod von Luca plötzlich unter finanziellem Druck, weil mir die KESB wie aus dem Nichts für eine Massnahmeverfügung einen fünfstelligen Betrag in Rechnung stellte.

Luca hatte sich über all die Jahre zwischen der Diagnose Ende 2016 und seinem Tod 2020 immer wieder in der kantonalen psychiatrischen Klinik aufgehalten. Die 14 000 Franken, die Nathalie nach seinem Tod für jeden Tag, den er dort verbrachte, aus der eigenen Tasche berappen musste, stürzte die junge Witwe in finanzielle Nöte. Sie prozessierte zwar dagegen, blitzte aber vor Obergericht ab.

Nathalie: Ich hatte für die ganzen Unkosten bereits mein Erbgeld aufbrauchen müssen, sodass mich zunehmend Existenzängste plagten. Als dann in dieser Stimmung das Gespräch auf den Grabstein gekommen war – Luca war damals noch nicht einmal begraben –, gab ich resigniert nach und meinte, dass sie sich ruhig darum kümmern könnten. Heute bin ich froh, habe ich in dieser Sache meine Meinung geändert. Ich suchte schliesslich mit meinen Söhnen zusammen beim Bildhauer Motive aus, die zu Luca passten: ein Fussball und das Kolosseum in Rom, abgebildet auf einem Stein mit einem Bruch in der Mitte, der sein jäh abgebrochenes Leben symbolisierte. Mein Sohn zeichnete die Skizze, und der Bildhauer setzte schliesslich die Pläne um.

Ich hinterliess also nach der Begräbnisfeier seinen Eltern die Nachricht, dass wir den Grabstein selber organisieren würden. Dies stiess bei der Gegenseite zwar auf Empörung. Doch hatte ich die Hoffnung sowieso aufgegeben, dass sie uns mit etwas mehr Goodwill begegnen würden, nachdem ich ihnen in zahlreichen Belangen entgegengekommen war.

Luca war in seinem Denken natürlich anders als ich, doch angenommen, ich wäre diejenige von uns beiden gewesen, die erkrankt wäre, so könnte ich mir gut vorstellen, dass er gesagt hätte: «Ich will keine andere Frau mehr!» Zumindest hat er das jeweils gesagt, wenn wir früher darüber gesprochen haben. Ich habe ihm umgekehrt immer gesagt, dass ich das nicht könnte: alleine zu bleiben. Und er verstand das. Heute fragen Thomas und ich uns manchmal, was wohl Luca und Esthi denken würden, wenn sie uns von oben zuschauen könnten. Und wir sind überzeugt, dass es sie glücklich machen würde, zu sehen, dass wir zufrieden sind.

Es ist mir wichtig, darüber zu reden, weil in einem solchen Krankheitsverlauf die Situation der Angehörigen nicht ignoriert werden kann. Zu erwarten, dass du dein ganzes Leben nur noch auf die Krankheit deines Partners ausrichtest und auf alles andere verzichtest, ist lebens- und menschenfeindlich. Sich über die Gründe zu hintersinnen, weshalb Menschen so missgünstig sein können, ist müssig. Einerseits hat das mit Traditionen zu tun, in denen diese Menschen aufgewachsen sind, andererseits mit ihrer Bildung. Was bleibt, ist der Schmerz, dass du trotz allem, was du probiert hast, und trotz allen Schritten, die du auf Lucas Familie zugegangen bist, immer auf Ablehnung gestossen bist. Ihr Verhalten mir gegenüber ist so, als hätten Luca und ich uns auf mein Verschulden im Streit getrennt, oder vielleicht sogar so, als wäre ich an seinem Tod schuld.

Tragen die Kinder die Krankheit bereits in sich?

Wer wie Nathalie und Thomas den Ehepartner an eine vererbbare Krankheit verloren hat, beschäftigt sich automatisch mit der Frage, was dies für die gemeinsamen Kinder bedeutet. Tragen sie die Krankheit auch in sich? Möchte man das überhaupt wissen? Und was tun, sollte sich herausstellen, dass eine genetische Vorbelastung besteht? «Vererbbar» heisst im Fall der frontotemporalen Demenz nicht, dass sie sich bei den betroffenen Familienangehörigen immer gleich manifestiert. Wie in der Fachliteratur nachzulesen ist, gehört FTD zu den familiären Demenzen, die vererbbar sind. Daher beschäftigt Thomas im Moment die Frage, ob die Entwicklung seiner jüngeren Töchter im Zusammenhang stehen könnte mit einer erblich vorbelasteten Situation, weil bei ihr schon früh Auffälligkeiten aufgetreten sind, die zu Abklärungen geführt haben, während seine andere Tochter kerngesund ist.

Beruhigend ist, dass nur bei etwa 5 bis 10 Prozent der Patientinnen und Patienten mit frontotemporaler Demenz die Erkrankung weitervererbt wird. Es müssen mehrere Faktoren zusammenkommen, dass die Krankheit in dieser drastischen Form auftritt, wie sie sich bei Esthi oder Luca manifestiert hat. Trotzdem hat sich Thomas dafür entschieden, bei seiner Tochter gewisse Abklärungen machen zu lassen, die Aufschluss darüber geben können, welches der richtige Weg für sie ist.

Die Ordner in seinem Büro reihen sich meterweise aneinander – gefüllt mit Korrespondenzen und Informationen über Abklärungen und Massnahmen, die sich in den letzten Jahren angesammelt haben. Der Familienvater wirkt erschöpft, aber zugleich kämpferisch, wenn es darum geht, für seine inzwischen 18-jährige Tochter nun ebenso nach dem richtigen Weg zu suchen, wie er das Jahre davor für seine Frau getan hat.

Glücklicherweise gibt es immer wieder Momente des Aufatmens. Als wir uns einmal zu einem Gespräch für dieses Buch trafen, klingelte plötzlich das Telefon. «Das ist die IV!», ruft der Familienvater erleichtert. Thomas packt die stets präsenten Akten unter den Arm und verschwindet in einem Nebenraum. Als er nach ein paar Minuten zurückkommt, strahlt sein Gesicht: «Der Antrag, dass Stephanie eine Institution für betreutes Wohnen besuchen kann, ist bewilligt!» Ein weiterer Meilenstein ist erreicht.

Thomas: Stephanie, meine jüngere Tochter, befindet sich im Moment im Auftrag der Invalidenversicherung in Abklärung. Wir haben schon seit längerem bemerkt, dass sie Schwierigkeiten in der Schule und jetzt auch in der Berufslehre hat. Sie macht eine reguläre zweijährige Ausbildung als Detailhandelsassistentin

EBA. Da sie diese Aufgabe an ihre Grenzen bringt, hat sie einen Coach an ihrer Seite, der sie eins zu eins betreut.

Die Abklärungen sind sehr umfassend. Zum einen werden Gutachten gemacht mit der Fragestellung, ob vielleicht eine Erkrankung aus dem Autismusspektrum vorliegt wie das Asperger-Syndrom. Dazu musste ich mehrere Fragebögen ausfüllen. Es ging darum, wie ich sie als Vater in ihrer Entwicklung wahrgenommen habe und heute erlebe. Es ist gar nicht so einfach, mich zu erinnern, wie meine Tochter als Vierjährige oder Zehnjährige war. Hatte sie Freundinnen? War sie diejenige, die Kolleginnen zu sich nach Hause nahm, oder war es eher umgekehrt? Liess sie sich trösten? In welchen Momenten hat sie gelacht?

Später werden dann allenfalls noch neuropsychologische Tests gemacht, weil durchaus eine Möglichkeit besteht, dass sie von ihrer Mutter erblich vorbelastet ist. Denn FTD ist vererbbar, muss sich aber nicht genauso manifestieren. Es ist ein komplexes Zusammenspiel verschiedener Faktoren, die letztendlich diese Krankheit auslösen. Wir checken jetzt nach dem Ausschlussverfahren alle Möglichkeiten, um der Sache auf den Grund zu gehen und Stephanie vielleicht so besser helfen zu können.

Auch beschäftigen wir uns mit der Frage, welchen Einfluss möglicherweise die Erkrankung meiner Frau auf meine Tochter ausübte. Denn ich beobachtete seither eine deutliche Verschlechterung bei ihr. Sie war zwar schon immer in ihrer Entwicklung etwas langsamer als alle anderen und benötigte die Hilfe ihrer Mutter. Es war logischerweise Esthi, die sich um sie kümmerte, weil ich ganztags im Geschäft war.

Bei Stephanie war es immer so, als benötige sie ein zusätzliches Motörchen, das sie antreibt. Vielleicht vergleichbar mit einem Dieselmotor: Wegen der etwas tieferen Tourenzahlen kannst du so viel Gas geben, wie du möchtest, es geht einfach nicht schneller. Und wenn man sie überforderte, ging gar nichts mehr. Ganz im Gegensatz zu ihrer älteren Schwester Michelle, die ihre Ausbildung als Drogistin mit Auszeichnung abschloss und immer eine hervorragende Schülerin war.

Bereits vor dem Kindergarten waren wir uns unsicher, ob Stephanie reif für diesen war oder ob es nicht zu früh sei. Später stand die Frage nach der Einführungsklasse im Raum. Meine Frau war eher gegen solche unterstützenden Massnahmen und wollte, dass sie den Weg wie alle anderen geht. Gleichzeitig unterstützte sie selbst ihre Tochter sehr, war stets sehr herzlich und liebevoll mit ihr und half ihr enorm – rückblickend betrachtet vielleicht fast etwas zu viel. Sie nahm Stephanie überall aus der Schusslinie, sobald sie die Nöte ihrer Tochter sah. Wenn es hiess: «Los, wir gehen jetzt», und Stephanie einfach stehen blieb, dann nahm meine Frau sie an der Hand.

Bis zur Unterstufe ging das ganz gut, und Stephanie machte langsam, aber sicher auch Fortschritte. Doch irgendwann kamen diese zum Erliegen. Es war so, als würde sich ihre Entwicklung verlangsamen, während sich jene ihrer gleichaltrigen Kolleginnen beschleunigte. Trotzdem schaffte sie den Übertritt in die Sekundarstufe, was aber ein ziemlicher Murks war. Und dann wurde meine Frau krank.

In diesem Moment kippte ihre Rolle. Die verständnisvolle und hilfsbereite Mutter verhielt sich plötzlich immer wieder auch rabiat, drohte und beleidigte. Sie verglich Stephanie dann mit unserer älteren Tochter, die um Welten anders und sehr selbstständig war. Wenn meine Frau das tat, fragte ich mich manchmal, ob sie die Situation möglicherweise an ihre eigene Kindheit erinnerte. Ihre ältere Schwester ist eine begabte Frau, die an der ETH studierte, während Esthi selber schulisch zwar nie Probleme hatte, aber im Vergleich mit ihr einen ganz anderen

Weg einschlug. Und dann war noch ihr jüngerer Bruder, der auf seinem eigenen beruflichen Weg Mühe bekundete und Unterstützung brauchte.

Ich bin überzeugt, wenn meine Frau nicht erkrankt wäre, hätten wir vielleicht schon früher den Entschluss gefasst, mit Stephanie zwei Gänge zurückzuschalten, und ihre Ausbildung entsprechend angepasst. Stattdessen wurde sie in eine Rolle gedrängt, in der sie komplett überfordert war – verstärkt durch die Krankheit ihrer Mutter, die für die Entwicklung eines Kindes wie Stephanie eine zusätzliche Belastung ist.

Rückblickend kann ich mir vielleicht vorwerfen, dass ich bei Stephanie damals die Abklärungen stoppte, die uns in dieser Zeit vorgeschlagen wurden. Denn die Krankheit meiner Frau absorbierte plötzlich so viel Zeit und Aufmerksamkeit, dass ich nicht die Kraft dafür hatte. So haben wir alle Untersuchungen abgebrochen.

Stattdessen stand im Raum, dass Stephanie von der Sekundar- in die Realschule zurückgestuft würde, was meine Frau überhaupt nicht verstand. Gezeichnet von der Krankheit und der schon deutlich vorhandenen Enthemmtheit, warf sie ihrer Tochter Sätze an den Kopf wie: «Du bist ein Tubeli, in der Realschule findest du nie eine Lehrstelle!» Als solche Formulierungen auch mal bei einem Elterngespräch vor dem Lehrer fielen, wurde dieser stutzig und suchte mit mir das Gespräch, um mir mitzuteilen, dass ein solches Verhalten eigentlich Anlass zu Gefährdungsmeldungen bei der KESB geben würde. Worauf ich ihn beruhigen musste und ihm erklärte, dass meine Frau ein medizinisches Problem habe, kurze Zeit darauf kam sie ja auch in die Klinik.

Von diesem Moment an förderte ich den Entscheid, Stephanie für die 8. und 9. Klasse zurückzustufen. Das brachte eine

Entlastung mit sich und hatte zur Folge, dass sie in der Realschule eine relativ gute Schülerin war. Doch hatte sie keine Chance, eine Lehrstelle zu finden. Die Suche danach fiel in die Zeit, als ihre Mutter bereits sehr krank in der Klinik war und sich deren Zustand ständig verschlechterte. So entschieden wir uns für ein zehntes Schuljahr BVS (berufsvorbereitendes Schuljahr) mit dem Berufsziel Detailhandel.

Im August 2019 begann Stephanie dieses, und einen Monat darauf starb Esthi. Stephanie benötigte in dieser Zeit eine intensive Betreuung, doch hatte sie Glück mit einer liebevollen Lehrerin, die sich sehr unterstützend um sie kümmerte. Leider brach dann nach einem halben Jahr bereits Corona aus, sodass das zehnte Schuljahr nicht planmässig verlief.

So kann man sagen, dass es Stephanie immer einigermassen gut läuft, wenn sie eine Person an ihrer Seite hat, die sie unterstützt – über viele Jahre war das ihre Mutter, dann kamen die Kindergärtnerin und Lehrerinnen dazu. Auch hat sie stets Kolleginnen und Freundinnen, die ihr helfen. Denn sie ist eine überaus liebenswürdige Person, die sofort die Herzen von anderen Menschen gewinnen kann und so Goodwill bekommt.

Mithilfe von Nathalie und mir hat sie nach dem zehnten Schuljahr im Sommer 2020 eine Lehrstelle als Detailhandelsverkäuferin beginnen können. Es ist eine reguläre Lehrstelle, sodass sich die Invalidenversicherung zurückgezogen hat. Doch nach drei Monaten war klar, dass es nicht ging und Stephanie überfordert war. So ging ich wieder auf die IV zu, die Stephanie darauf einen Coach zur Verfügung stellte, der sie begleitet.

Sie lebt nun seit kurzer Zeit in einer betreuten Wohngruppe. Das ist ideal für Stephanie, sie ist in einer Institution, in der sie gut begleitet wird, gleichaltrige Menschen um sich hat und zudem eine Ausbildung machen kann.

Doch um Zugang zu erhalten für einen solch staatlich unterstützten Platz, musste eine diagnostizierte Beeinträchtigung vorliegen, die über die Invalidenversicherung koordiniert wurde. All diese Abklärungen, Gespräche und Verhandlungen waren für meine Tochter wichtig, aber auch belastend. Und sollte sich eines Tages zeigen, dass Stephanies Art auf eine erbliche Vorbelastung zurückgeht, dann müssen wir uns damit abfinden. Wobei wir auch damit leben müssen, dass wir nie alles wissen können, und selbst wenn wir so viel als möglich über die Krankheit wissen, so lässt sich daraus nicht automatisch die richtige Behandlung ablesen.

Giuliano und Gianmarco, die Jungs von Nathalie, erzählen

Lucas Tod liegt noch kein Jahr zurück, doch wer mit Giuliano (23) und Gianmarco (21) spricht, spürt sogleich: Der Abschied von ihrem Vater begann bereits viel früher. Der Prozess des Sterbens hatte seinen Anfang vor langer Zeit, und die Erinnerungen an ihren gesunden Vater scheinen weit zurück. «Er war ein weltoffener, lebenslustiger und fröhlicher Vater», sagt der Ältere. Als sie klein gewesen seien, habe er viel mit ihnen unternommen, erinnert sich der Jüngere. «Er war sehr gutmütig und in der Erziehung auch nicht streng», sagen beide. Dies hatte zur Folge, dass die Mutter von Beginn weg die bestimmendere Person in ihrem Leben war, verstärkt durch die Tatsache, dass der Vater zunehmend oft weg war, als er die Freude an seiner Aufgabe als Fussballtrainer von Junioren entdeckte.

Dadurch hatte Luca jedoch freien Zugang zu den Super-League-Spielen des Stadtclubs, wohin der leidenschaftliche Fan oft seine Söhne mitnahm. «Wir haben nur selten ein Heimspiel verpasst», sagen sie. Der Besuch der gemeinsamen Fussballspiele ist denn auch eine starke und schöne Erinnerung. Hier erlebten die beiden Jungs die Emotionalität und Begeisterungsfähigkeit ihres Vaters auf besonders intensive Art.

Im Erzählen wird immer wieder spürbar, wie weit alles zurückliegt. In einem jungen Leben zählt jedes einzelne Jahr vielleicht so viel wie für Erwachsene ein ganzes Jahrzehnt. Der Jüngere war 15, der Ältere 17 Jahre alt, als sich das Leben ihres Vaters zuerst fast unmerklich zu verändern begann. Lucas Krankheit entwickelte sich sehr langsam, daher ist für Giuliano und Gianmarco die Grenze nur schwer auszumachen, wo sie ihren Vater anders oder gar als schwierig wahrnahmen. Irgendwann schlichen sich berufliche Probleme ein, die sie aber nicht gleich mit seiner Gesundheit in Verbindung brachten.

Dass es im Job mühsam sein konnte, kam den beiden Teenagern auch deshalb nicht ungewöhnlich vor, weil sie selber am Anfang des Berufslebens standen und dabei den ganzen Druck erfuhren, der die Leistungsgesellschaft den Arbeitnehmenden abforderte. Daher verstanden sie ihren Vater, der sich zunehmend mit der Bewältigung des Arbeitsalltags schwertat, und sie kamen nicht gleich auf die Idee, seine Sorgen mit einer Krankheit in Verbindung zu bringen. Umso mehr empfinden die beiden jungen Männer noch heute Bewunderung für ihren Vater, wenn sie beschreiben, wie er sich vom Friseurberuf wegen einer Allergie verabschieden musste und zum Informatiker umschulen liess.

Erste Anzeichen einer konkreten Veränderung bei ihrem Vater erlebten Giuliano und Gianmarco beim Skifahren. So sehr sie stolz waren, dass er erst mit 19 Jahren diesen Wintersport noch perfekt erlernt hatte, so sehr irritierte sie, dass er plötzlich beim beliebten Familienhobby merkwürdige Gewohnheiten einbaute.

Es begann bereits auf dem Sessellift, wo er in zwanghafter Manier darauf bestand, nur auf der rechten Seite Platz zu nehmen. Und wenn dies nicht möglich war, dann brachte er die ganze Warteschlange in der Talstation in Aufruhr, die sich in die Höhe transportieren lassen wollte. Solch zwanghafte «Mödeli» sprangen den Jungs zunehmend ins Auge, sie schrieben sie aber vorerst einfach dem etwas «sturen Gring» ihres Vaters zu.

«Als Jugendlicher sind dir die Eltern eigentlich meist peinlich, und du beachtest sie nicht gross. Aber wenn an ihnen plötzlich etwas anders ist, dann merkst du, dass etwas nicht stimmt», schildert Giuliano den Moment, als er zum ersten Mal die Veränderungen seines Vaters zu realisieren begann. Und ergänzt: «Er hörte ganz andere Musik, half im Haushalt nicht mehr mit, was er eigentlich immer gerne tat, daher machte ich mir schon so meine Gedanken.» Sein Bruder fügt hinzu: «Aber wir waren natürlich auch viel im Ausgang in dieser Zeit und lebten in einer anderen Welt, weshalb wir uns nicht allzu gross damit auseinandersetzten.»

Die alltäglichen Spannungen nahmen in der Familie ständig zu, daraus machen die beiden Brüder keinen Hehl. Damit verbunden sehen sie heute auch klarer, wie schwer es für ihre Mutter war, das Familienleben aufrechtzuerhalten und trotz allen Problemen eine Normalität zu schaffen. Zu Eskalationen oder lauten Streitereien kam es jedoch nie. Hingegen verfolgten sie den schleichenden Prozess, der es immer schwieriger machte, sich zuhause auf das Wesentliche zu konzentrieren, weil der Vater den übrigen Familienmitgliedern grosse Sorgen bereitete. Doch wie das als Teenager üblich ist, liegt das eigene Leben nicht mehr primär in der Familie, sondern bei den Freunden und in der Berufslehre – zumal ihnen ihre Mutter auch keinen Stein in den Weg legte, damit sie ihrem Leben nachgehen konnten.

Die medizinische Diagnose, dass es sich bei der Krankheit ihres Vaters um eine tödliche Form von Demenz handelte, änderte für Gianmarco und Giuliano nicht viel an der Situation. Doch erleichterte es die Kommunikation den eigenen Kollegen gegenüber, weil das Verhalten des Vaters nun einen konkreten Namen hatte und nicht als diffuses schwieriges Benehmen im Raum stand. Das Gefühl von Peinlichkeit oder Scham für ihren Vater kannten beide jedoch nicht. «Es half, zu wissen, weshalb er so speziell drauf war», blickt der Ältere der beiden zurück. «Besser ging es uns deswegen nicht, aber wir hatten eine Erklärung dafür», ergänzt der Jüngere. «Ein Schock war es jedoch, zu erfahren, dass die Krankheit tödlich endet und wir nun das Beste machen müssen aus der Zeit, die uns noch bevorsteht.»

Diese Zeit empfinden Gianmarco und Giuliano rückblickend als wertvoll, so schwer sie auch war. Ihnen ist bewusst, dass ihre Mutter sie auch vor vielem beschützte, doch die Suche nach einer idealen Wohnsituation für den Vater ging auch an ihnen nicht spurlos vorbei. Als Luca zuerst in einer Klinik und später in einem Heim lebte, kam ihr Vater jeweils am Freitag zum Nachtessen nach Hause. Dieses Ritual bleibt ihnen in schöner Erinnerung. Zwar tat es weh, sich stets bewusst zu machen, dass diese Art des Zusammenseins irgendwann enden würde, doch erlebten sie diese Momente auch bewusst als eine kostbare Zeit.

Immer mehr veränderte sich aber ihr Vater und war zunehmend in einem Zustand, wo sie spürten, dass er sich in einem Kampf mit dem Leben befand. «Meinen Vater nur noch im Bett liegen zu sehen, ohne Idee und Plan, etwas erleben zu wollen, tat mir sehr leid», sagt der Jüngere. «Du kannst nichts mehr machen, damit es ihm besser geht. Alles, was du ihm erzählst, prallt an ihm ab. Da fühlst du dich einfach machtlos und weisst nicht, was du sagen sollst», beschreibt der ältere Sohn die Ohnmacht gegenüber dieser Krankheit.

Eine überraschende Entwicklung nahm die Beziehung zu den Grosseltern. Als Luca in ein Heim kam und sie damit nicht einverstanden waren, kam es immer häufiger zu Spannungen. «Seine Eltern wollten, dass wir ihn bei uns zuhause pflegten. Doch waren wir alle sehr stark beruflich gefordert, sodass dies für uns nicht infrage kam. Das verstanden meine Grosseltern überhaupt nicht, weshalb sich die Beziehung zunehmend abkühlte», erklärt Gianmarco. Sein älterer Bruder ergänzt: «Meine Mutter musste sich schwere Vorwürfe anhören lassen, obwohl sie nicht nur für uns, sondern auch für Luca ständig auf der Suche nach einer guten Lösung war. Statt uns zu unterstützen, kam vonseiten der Grosseltern nur Kritik. Da ich nicht wollte, dass die Familie auseinanderreisst, vor allem in einer solch schweren Zeit nicht, habe ich immer wieder versucht zu schlichten. Aber leider hat sich die Beziehung dann nach dem Tod meines Vaters nochmals so dramatisch verschlechtert, dass wir nun eine getrennte Familie sind. Für jemand Aussenstehender ist wohl kaum zu verstehen, was da passiert ist und weshalb ein Schicksal, das eigentlich zusammenschweissen sollte, zu einer Trennung führt.»

Die Reaktionen auf eine solch leidvolle Geschichte liessen sich nicht einfach in eine Schublade stecken, versuchen die beiden Brüder die unverständlichen Reaktionen zu relativieren und zu erklären. Doch so viel Verständnis vonseiten ihrer Familie vorhanden gewesen sei, so sehr hätten sie sich immer mehr abgrenzen müssen, nachdem die Kritik, ja sogar Anfeindung ein Mass überschritten hätte, wo es für sie nur noch um den Selbstschutz gehen konnte. «Wir konnten nichts mehr recht machen. Insbesondere nach dem Tod meines Vaters ging es gar nicht mehr um Meinungsdifferenzen, sondern nur noch darum, uns zu zeigen,

«Wir sind nun eine getrennte Familie.»

Giuliano De Febis

dass man nach dem Tod von Luca mit unserer Familie nichts mehr zu tun haben wollte», sagt Giuliano.

Gianmarco ergänzt: «Da bleibt dir nichts anderes übrig, als dich zurückzuziehen, hast du doch mehrfach probiert, auf konstruktive Weise den Kontakt zu suchen, wurdest zum Schluss aber einfach auf allen Kommunikationswegen nur geblockt. Unsere Mutter hat noch lange probiert, den Kontakt zu suchen, denn es liegt in ihrem Wesen, für etwas zu kämpfen, das ihr wichtig ist. Doch im Fall der Beziehung zu Lucas Herkunftsfamilie mussten wir ihr sagen: ‹Lass es. Es hat keinen Sinn.›»

Eine ganz andere Herausforderung stellte sich für die beiden Jungs, als ihre Mutter einen neuen Partner kennen lernte. Für Nathalies Söhne war es auf der einen Seite eine Erleichterung, ihre Mutter nicht mehr so alleine, sondern glücklich zu wissen. Doch änderte sich dadurch der Familienalltag des mit ihrer Mutter sehr eng zusammengeschweissten Brüderpaars. «Es war einfach eine Umstellung», kommentiert der Jüngere die neue Lebenssituation. Da bereits Nathalies Mutter früh Witwe wurde, wussten sie Bescheid, wie positiv es sein kann, wenn nach einem Verlust des Partners ein neuer ins Leben tritt – erst recht, «wenn er gut aufpasst und sich um die Frau sorgt. Und genau so war es mit Thomas», sagt Gianmarco. «Dazu kommt, dass Thomas ebenfalls nicht alleine ist und eine Familie hat, sodass wir nun wie eine Grossfamilie sind.» Nachdem die beiden Söhne ihre Mutter in den letzten Jahren immer wieder auch in schweren

Momenten erlebt haben, sind sie umso zufriedener, fühlt sie sich in einer neuen Beziehung wieder glücklich und ist nicht alleine.

Giuliano, der Ältere, gibt aber auch zu, dass es ihm zu Beginn nicht immer nur einfach fiel, einen neuen Mann an der Seite seiner Mutter zu akzeptieren. Das war insbesondere der Fall, als der Vater noch lebte. Zwar sei Thomas nie wie ein Vater aufgetreten, doch kam es vereinzelt zu Momenten, wo seine Rolle als neuer Partner der Mutter mit erzieherischen Fragen in Berührung kam, was automatisch zu Konflikten führte. «Schliesslich ging es nur darum, dass er sich unterstützend an ihre Seite stellte, was eigentlich richtig war, aber daran musste ich mich zuerst gewöhnen», fasst Giuliano die Situation zusammen. Im Vordergrund steht die positive Erfahrung, dass Nathalie eine Beziehung zu einem neuen Partner hat, mit dem sie nicht nur ihr neues Leben teilen, sondern auch das schwere Schicksal verarbeiten kann.

Seit die beiden Jungs zusammen in einer WG leben, gibt es im Alltag nur noch wenige Berührungspunkte mit Nathalie und Thomas. Doch treffen sie sich regelmässig am Wochenende zu gemeinsamen Mahlzeiten oder in den Ferien zum Skifahren. Auch werden Familienfeste nun in der neuen Patchwork-Grossfamilie gefeiert, die das Schicksal zusammengeführt hat.

Wenn Gianmarco und Giuliano gefragt werden, inwieweit sie die Krankheit und der frühe Tod ihres Vaters geprägt hat, denken sie länger nach. «Mich hat es in der Einstellung beeinflusst, dass wir den Moment unseres Todes nicht gross beeinflussen können: Wenn es uns nimmt, dann nimmt es uns», meint der ältere der beiden Brüder etwas fatalistisch. Er nehme jeden Tag so, wie er komme, und versuche daraus das Beste zu machen, auch wenn es schwierig sei. Zu dieser Einstellung habe auch die Pandemie in dieser Zeit beigetragen.

«Die Krankheit und der Tod unseres Vaters haben
uns insofern geprägt,
als dass wir jeden Tag umso mehr geniessen.»

Gianmarco De Febis

Sein jüngerer Bruder meint, dass die Krankheit und der frühe
Tod seines Vaters ihm bewusst gemacht hätten, wie schnell sich
im Leben das Blatt wenden könne und eine Krankheit plötzlich den Takt vorgebe. Daher würde er wie sein Bruder Giuliano ebenfalls probieren, das Leben, so gut es gehe, zu geniessen.
«Wir können nie wissen, was auf uns zukommt. Ich bin durch
diese Erfahrung sicher auch positiver geworden in meiner Einstellung und lasse negative Gedanken oder Einflüsse eher an mir
abprallen. Umgekehrt schätze ich mehr, was ich habe. Ich nehme
nicht alles für selbstverständlich. Sei es bei der Arbeit oder in der
Freizeit.»

In diese Richtung gehen auch die Gedanken der beiden Brüder hinsichtlich der Vererbbarkeit dieser spezifischen Form von
Krankheit, von der ihr Vater betroffen war. Auf den genetischen
Test verzichten beide Jungs voller Überzeugung: «Was würde es
uns bringen, wenn wir wüssten, dass wir ein tödliches Gen in
uns tragen? Gar nichts. Im Gegenteil: Man würde sich nur ständig darüber Gedanken machen, wann und wie die Krankheit
ausbricht», meinen sie.

Gianmarcos Song: Das ist für dich Vater

Zwei Jahre vor Lucas Tod schrieb sein jüngerer Sohn ein Lied für seinen Vater. Geplant war, dass er dies einst an seiner Begräbnisfeier singen würde. Doch waren die Emotionen in diesem Moment zu stark, um diese bewegenden Worte dem Vater zum Gedenken mit auf den Weg zu geben.

Du bisch dr best vater woni uf dere wäut kenne glernt ha
Du bisch dr best fründ u z'beste vorbild gsi u wirsches o immer blibe
Du hesch mir immer neui tipps ge das ig i mim lebe witer chume

Papi du hesch mir e mega schöni kindheit erarbeitet u für das möchti
dir vo herze danke
U wenni erlech bi möchti wider gern es chind sii um di wider gniesse
I würd wider so gern mit dir in Cappo Cavalo e mätsch geg di u
Germano mache
Körsch mi papi ds isch fer di

Gloub mir i würd aues ge ds mir wider so e schöni familie sie wie mir ds
mau gsi si oni die schmerze oni trenne
Jetz bini äuter worde merci papi nei i bruche ni meh ig bruche nur eis
u ds bisch du i wet di wider zrügg ha
Has aber akzeptiert u will ds du zfride chasch ruhe u ds legt mir ou
Papi ig liebe di u ig wird di nie vergesse

Du bisch eine fode einzige mönsche woni mi immer ha chenne druf
verlah
Du bisch jedes maal u immer ver mi da gsi
Jetzt isch mer alles klar früecher hani ds nie würk verstange
Du bisch dr best vater uf dere wäut

Papi Ig wot mi fer alles was de ver mi u Giuli gmacht hesch bedanke
U wenni erlech bi möchti wider gern es chind sie um di wider gniesse
Du bisch u blibsch ver mi immer dr best vater uf dere wäut
Körsch mi papi ds isch fer di

Gloub mir i würd aues ge ds mir wider so e schöni familie sie wie mir ds
    mau gsi si oni die schmerze oni trenne
Jetz bini euter worde merci papi nei i bruche ni meh ig bruche nur eis
    u ds bisch du i wet di wider zrügg ha
Has aber akzeptiert u will ds du zfride chasch ruhe u ds legt mir ou
Papi ig liebe di u ig wird di nie vergesse

Du hesch ver üs garbeitet mir si nid di richste gsi
Aber mir si glücklech gsi mit dem womer hei kha
Mama du bisch immer beschuldigt worde ds du nüt me füre papi
    machsch
Yeah mir 3 versueche dfamilie zemme zpaute u ds isch schwer aber
    dfamilie geit vor aues
Aber gloub mir papi mir mache di da obe stouz u glücklech
I liebe di und du wirsch immer i mim herze witerlebe

Gloub mir i würd aues ge ds mir wider so e schöni familie sie wie mir ds
    mau gsi si oni die schmerze oni trenne
Jetz bini euter worde merci papi nei i bruche ni meh ig bruche nur eis
    u ds bisch du i wet di wider zrügg ha
Has aber akzeptiert u will ds du zfride chasch ruhe u ds legt mir ou
Papi ig liebe di u ig wird di nie vergesse

Aues was ig vo dir ha wirde ig mit stouz bewahre
I ha dir no so viu zsege aber zit cha mengisch es arsch si u ef zschneu
    um ga

Au wennis cha reiche di paar takte nid us
U trotzdem sitzi hie u denke mir i schriebe se dir
I liebe di u wirde die zite nie vergesse
Fing di fride

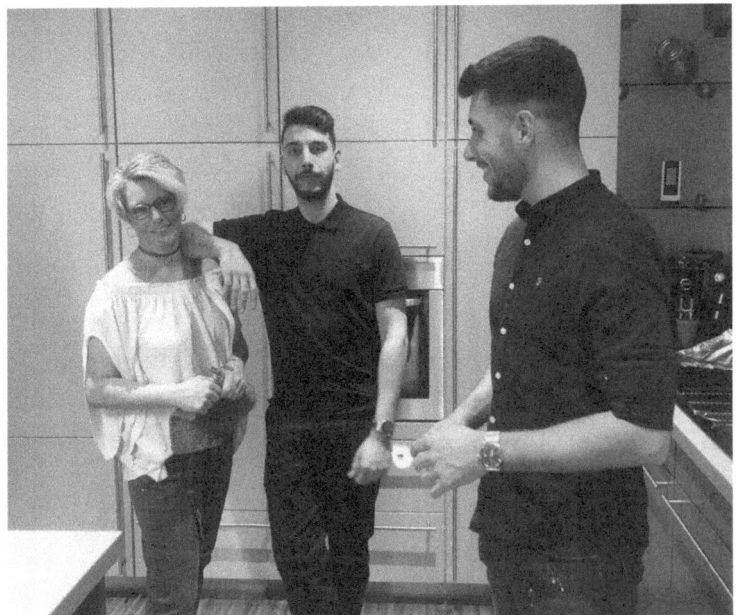

Nathalie mit ihren Söhnen Gianmarco und Giuliano im März 2021

Michelle und Stephanie, wie Thomas seine Mädchen erlebt

Wenn Thomas über seine beiden Mädchen spricht, dann schwingt Stolz, Respekt, Glück und vor allem auch sehr viel Liebe mit. Er, der sich lange mehr für Boliden und andere schnelle Autos interessierte und sich eigentlich nie vorstellen konnte, einmal eine Familie zu haben, änderte schnell seine Meinung, als er zum ersten Mal sein erstgeborenes Mädchen in den Armen wiegte. Und das musste er zu Beginn oft bei Michelle, die ein ausgesprochenes Wunschkind war, aber in den ersten Monaten wie so viele Neugeborene unter Koliken litt und sich nur mit Herumtragen auf den Armen oder Herumfahren mit dem Auto besänftigen liess.

Michelle zeigte schon früh ihr aufgewecktes und eigenwilliges Köpfchen. «Mit viel Vitalität und Aufmerksamkeit sog sie die Umgebung in sich auf», erinnert sich ihr Vater, und kaum konnte sie reden, stellte sie zu allem, was sie interessierte oder ihr auffiel, Fragen.

«Ihr Wissenshunger ist bis heute eines ihrer wichtigen Wesensmerkmale», sagt Thomas, der sich immer wieder auch Sorgen macht um seine ältere Tochter und sich fragt, ob es vielleicht nicht zu viel für sie sei. Denn hinter ihrer rationalen und zuweilen kämpferischen Art verbirgt sich ein weicher, sehr sensibler Kern. Ein Kontrast, der ihr manchmal zu schaffen macht.

Die Freude an der kleinen Michelle war für das junge Elternpaar so gross, dass es sich schon bald Familienzuwachs erhoffte, dieser kündigte sich nach kurzer Zeit auch an. Stephanie liess nicht lange auf sich warten und kam ziemlich exakt zwei Jahre später zur Welt. Die Schwangerschaft war jedoch nicht unproblematisch verlaufen. Plötzlich hatte sich das Wachstum des kleinen Wesens im Bauch der Mutter etwas verlangsamt, was zu einer Spitaleinweisung und entsprechenden Untersuchungen führte. Doch war schliesslich alles vergessen, als dieses vollkommene und süsse Kindlein geboren war – wenn auch etwas zu früh und mit geringem Gewicht.

Thomas, der in einem reinen Bubenhaushalt aufgewachsen war, musste sich als Firmeninhaber natürlich allerlei Sprüche gefallen lassen. Im Dorf, wo er seit seinem vierten Lebensjahr lebte, wollte es die Tradition noch, dass der Stammhalter männlich war. Doch gab es zu seinen beiden Mädchen aus seiner Sicht nichts anderes zu erwidern, als dass sie sein grosser Stolz waren – und bis heute sind.

Stephanie war ein pflegeleichtes, ruhiges Baby. Michelle zeigte in ihrer Rolle als älteres Geschwister schon früh den Hang zur Fürsorge und kümmerte sich um ihre kleine Schwester. Und dies war ab und zu auch angezeigt, weil die Kleine es im Gegensatz zu der etwas forscheren Erstgeboren eher langsam und gemütlich nahm. Überhaupt verlief die frühe Kindheit der beiden sehr harmonisch. Eine wichtige Rolle spielten die Grosseltern. «Esthis Eltern waren mit ihrem Bauernhof für meine Mädchen ein kleines Paradies», erinnert sich Thomas. «In einen Overall und Gummistiefel gekleidet, konnten sie sich dort zwischen Miststock und Stall vergnüglich im Dreck tummeln, dem Grossvater beim Melken und Füttern der Tiere helfen. Das war sehr schön und lag viel mehr im Interesse von Michelle und Stephanie als das Spielen mit den Puppen zuhause.

Ein Kontrast zur bäuerlich-ländlichen Umgebung auf Mutters Seite war für die beiden Mädchen der Grosselternhaushalt auf Vaters Seite. Thomas' Mutter, die über viele Jahre die Buchhaltung des elterlichen Geschäfts machte, spielte mit ihren Enkelinnen gerne Verkäuferlis. Nicht ganz ohne didaktische Absichten zeigte sie Michelle und Stephanie, wie das funktionierte, dass der Laden im Schuss und die Kasse im Lot blieb, wobei natürlich zum Schluss ein kleiner Batzen für die beiden Mädchen herausschaute.

Neben der Familie, wozu auch Tanten, Paten sowie Cousinen und Cousins gehörten, spielten schon früh gleichaltrige Kolleginnen und Kollegen rund ums Haus eine wichtige Rolle. Das Einfamilienhaus mit grosszügigem Umschwung war beliebter Treffpunkt von Schulfreundinnen aus der Nachbarschaft. Insbesondere im Sommer, wenn im Garten der Pool aufgestellt wurde, badeten unter der Sonne jeweils bis zu einem Dutzend Kids. Das soziale Netzwerk wurde erweitert durch die zahlreichen sportlichen Aktivitäten, welche die Mädchen in ihrer Freizeit betrieben. So waren beide aktive Mitglieder der Jugendriege, wo Geräteturnen und Korbball im Mittelpunkt standen. Nebenher wurde Tennis gespielt, Ski gefahren, an Läufen teilgenommen, und Stephanie entdeckte das Reiten. Mit befreundeten Familien wurden weite mehrtägige Wanderungen unternommen mit Übernachtungen in der SAC-Hütte. Dazu kam die Freude am Musischen. So spielten beide Mädchen wie ihr Vater viele Jahre Klavier, wobei vor allem Michelle darin Talent zeigte.

So nah sich die beiden Schwestern waren, so unterschiedlich waren sie in ihrer Entwicklung. Auf der einen Seite die schulisch strebsame und erfolgreiche Michelle, die nur gute Noten nach Hause brachte, kaum je um Hilfe bei den Hausaufgaben bat und reibungslos durch die Schulzeit schlüpfte. Auf der anderen Seite die etwas gemächlichere Stephanie, die von Beginn weg immer eher «ein Motörchen für alles brauchte», wie sich Thomas erinnert. Und im Sport zeigte sich, dass die Feinmotorik ein Hindernis war, um sich auf dem Niveau aller anderen bewegen zu können.

Doch schaute Esthi stets sorgsam und unterstützend im Hintergrund mit ihrem mütterlichen Auge, dass ihre kleine Stephanie dabei sein konnte, ohne überfordert zu sein. Dies änderte sich schlagartig mit ihrer Erkrankung, wo die Unterstützung durch die Mutter plötzlich auf eine tragische Weise zur Belastung wurde – insbesondere für die damals 14-jährige Stephanie. Auf eine schlechte Schulnote erfolgte statt einem tröstenden Zureden ein erzürnter Wutausbruch. Statt einer stabilisierenden Begleitung durch den Alltag erfuhr das sensible Teenagermädchen eine emotional chaotische und verunsichernde Begleitung. Die unheilbare Krankheit hatte das Verhalten ihrer Mutter komplett aus dem Lot gebracht.

Was in seiner sowieso eher in sich gekehrten Tochter während der fortschreitenden Krankheit seiner Frau vorging, kann Thomas rückblickend nur erahnen. Er war damals bereits an hunderten Fronten akut beschäftigt, sodass er sich bei seinen Mädchen auf das Wesentliche konzentrieren musste. Immerhin hatte seine ältere Tochter sehr schnell eine passende Lehrstelle gefunden. Mit ihren fabelhaften Zeugnisnoten und dem tadellosen Eindruck, den sie während der Schnupperlehre und beim Vorstellungsgespräch hinterlassen hatte, konnte sie gleich zwischen drei Lehrstellen auf einer Bank auswählen. Dass sie sich schliesslich für eine Drogistinnenlehre entschied, lag daran, dass dem Landmädchen Fragen zur Gesundheit und das etwas humanere Umfeld einer Dorfdrogerie mit lebensnahen Produkten mehr behagten als das Eintauchen in die globale Anonymität der Share- und Stakeholder.

Bei Stephanie verlief diese Phase Richtung Beruf nur wenig zielgerichtet, was durch den Beginn der Pandemie verstärkt wurde. Ihr freundliches Wesen prädestinierte sie aber für den Detailhandel, wo sie heute nach dem Umweg über ein zehntes Schuljahr und mit der Hilfe eines IV-Coach arbeitet.

Eine grosse Unterstützung für die Mädchen war es, dass Nathalie in Thomas' Leben trat. Nicht nur wusste sie aus eigener

Erfahrung mit ihren Jungs, was es für Teenager bedeutete, einen Elternteil an diese Krankheit zu verlieren, sondern sie brachte ein weibliches Flair zurück ins Haus. Zudem wusste Nathalie sehr gut mit ihrer Rolle als neuer Partnerin von Thomas umzugehen, ohne die Mutter ersetzen zu wollen und zu können. Doch gemeinsam entwickelten sie eine Frauenpower, die Thomas als sehr unterstützend und fürsorglich erlebte.

Wenn Thomas heute mit seinen Mädchen auf dem Friedhof am Grab von Esthi steht, beobachtet er bei Michelle Tränen in den Augen. Stephanie heftet sich dann mit ihrem Blick an diese sichtbaren Emotionen bei ihrer älteren Schwester, als würden ihr diese etwas Orientierung und Halt geben. Thomas überlässt seine Töchter in dem Moment ihrer eigenen inneren Welt, die auf der einen Seite sehr viel leerer und einsamer geworden ist ohne die Hauptperson in ihrem Leben. Zugleich aber spürt er, wie in ihnen etwas Neues wächst, das sie stärker und selbstständiger macht.

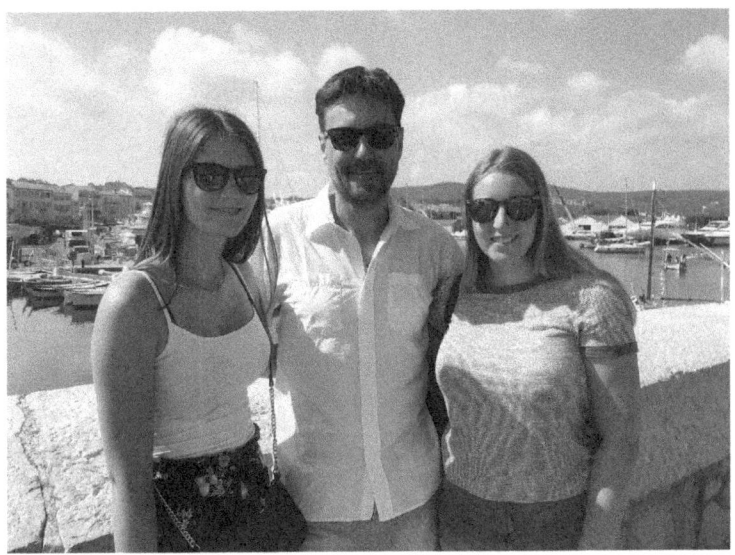

Thomas mit seinen Töchtern Michelle und Stephanie im Juli 2019 in Frankreich

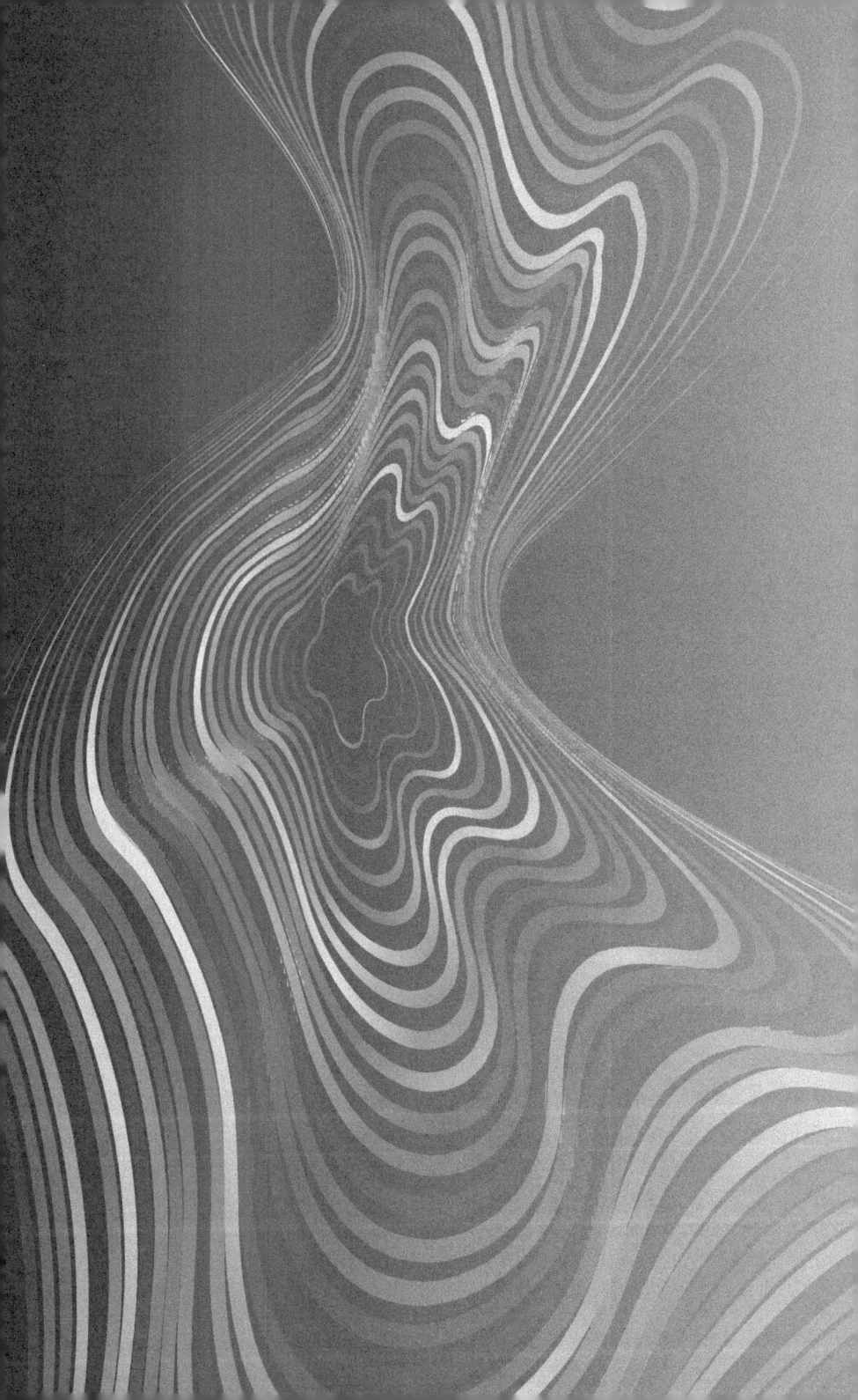

Interview mit Irene Bopp-Kistler, Leitende Ärztin der Memory Clinic Waid

Irene Bopp-Kistler hat viel zum öffentlichen Diskurs über Demenz in der Schweiz beigetragen. Die Internistin und Geriaterin ist Leitende Ärztin der Memory Clinic am Zürcher Stadtspital Waid. Sie stellt neben den Erkrankten die Angehörigen in den Mittelpunkt ihres therapeutischen Settings und engagiert sich seit vielen Jahren für eine Enttabuisierung der Demenzerkrankung.

Sie leiten die Memory Clinic in Zürich, eine Anlaufstelle für Demenzbetroffene. Mit welchen Symptomen kommen Patientinnen und Patienten zu Ihnen?

Das kommt auf die Demenz an. Alzheimerpatienten haben Gedächtnis- und Orientierungsprobleme. Sie berichten über Schwierigkeiten bei einfachen Alltagstätigkeiten wie dem Bezahlen von Rechnungen oder dass ihnen das Ausfüllen der Steuererklärung plötzlich Mühe bereitet. Andere leiden an Wortfindungsstörungen. Akustische oder optische Halluzinationen deuten auf eine Lewy-Body-Demenz hin. Frontotemporale-Demenz-Patienten hingegen weisen über lange Zeit keine Hirnleistungsstörung auf, weshalb sie bei unseren Tests häufig noch ein völlig normales neurologisches Profil zeigen.

Wie kommen Sie dem Grund der Demenzerkrankung auf die Spur?
Demenzdiagnostik setzt sich aus verschiedenen Puzzleteilen zusammen. Der Ausgangspunkt bildet die Anamnese, also die Krankheitsgeschichte. Besonders wertvoll sind dabei die Beschreibungen der Angehörigen, da sie genauer hinschauen und die Situationen oft besser einschätzen als die Betroffenen selbst. Aus ihren häufig sehr präzisen Schilderungen können wir bereits viel ableiten: Wenn jemand den ganzen Tag vor dem Fernseher sitzt und pausenlos Erdnüsse isst; wenn der Abfall nicht mehr im Eimer entsorgt, sondern im Wald vergraben wird, oder wenn das Schauen der Tagesschau zum heiligen Ritual erklärt wird, machen wir vermehrt Abklärungen zur FTD. Beispielsweise mit Tests zum Verstehen von Sprichworten oder zum inhaltlichen Beschreiben von Zeichnungen.
Für weitere Abklärungen starten wir eine breit angelegte medizinische Diagnostik: Mit einem MRI können wir beispielsweise Blutungen oder Tumore ausschliessen. Zeigt sich eine Hirnschrumpfung, kann das auf Alzheimer hinweisen. Um eine Depression oder ein mögliches Burnout auszuschliessen, folgen neuropsychologische Abklärungen, in der die Funktionen aller Hirnregionen untersucht werden. Sie sind auch Grundlage zur Einordnung des Demenztyps. Nach intensiver Prüfung aller Befunde und im Austausch mit mehreren Fachpersonen wird die Diagnose festgelegt.

FTD wird häufig erst spät erkannt. Weshalb ist der Weg bis zur richtigen Diagnose oft lang und beschwerlich?
Tatsächlich haben die meisten FTD-Patientinnen und -Patienten einen langen Leidensweg hinter sich, bis endlich feststeht, an was sie erkrankt sind. Die Gründe dafür sind

vielseitig. Zum Krankheitsbild einer FTD gehört, dass die Betroffenen überzeugt sind, vollkommen gesund zu sein. Von ihrer Seite her können wir der Krankheit also nicht auf die Spur kommen. Weiter kann eine schleichende Veränderung der Persönlichkeit – ein typisches Symptom im Frühstadium der Krankheit – auf eine FTD hinweisen, ebenso aber auch auf eine Depression oder ein Burnout. Zudem ist diese Form der Demenz eher selten und daher auch bei Hausärztinnen und -ärzten oder Psychiaterinnen und Psychiatern nicht so bekannt. Die richtige Diagnose ist bei dieser Erkrankung tatsächlich leider immer noch eine grosse Herausforderung.

Was sind die auffälligsten Unterschiede einer FTD zu Alzheimer?

Da ist einerseits das Alter: FTD tritt meist in den Jahren zwischen 45 und 70 auf, Alzheimer hingegen meist erst ab 70 Jahren. Es gibt jedoch da auch Ausnahmen: Meine jüngste Alzheimerpatientin ist erst 37. Andererseits – und das ist sicher der grösste Unterschied – sind ausgeprägte psychische Verhaltensveränderungen bei einer FTD typisch. Zudem werden FTD-Betroffene schneller inkontinent und zeigen häufig ein enthemmtes Sexualverhalten, was die Situation für die Angehörigen zusätzlich erschwert. Zwar gehört FTD zu den eher selten auftretenden Demenzerkrankungen, doch bei

Personen unter 65 ist sie ebenso häufig wie Alzheimer. Allgemein kann man sagen: Auf 10 Demenzpatienten fällt 1 FTD-Patient.

Was passiert mit einem Gehirn, das an FTD erkrankt ist?
Wie bei allen anderen Demenzerkrankungen gehen auch bei der FTD die Nervenstränge kaputt. Und zwar im Stirn- und in den Schläfenlappen, also dort, wo der Dirigent unseres Gehirns sitzt. Er hilft uns, Informationen einzuordnen und Schlussfolgerungen daraus zu ziehen, regelt unsere Impulskontrolle und ist für die Einschätzung des Gegenübers verantwortlich. Von hier aus werden unter anderem Emotionen und Sozialverhalten kontrolliert. Das vorrausschauende Denken und die Sprachfunktionen sind ebenda angesiedelt. Wenn also dort die Nervenstränge zugrunde gehen, hat das weitreichende Auswirkungen, vor allem auf das soziale Verhalten. Das Gedächtnis hingegen ist nicht primär in den frontotemporalen Lappen lokalisiert, weshalb sich FTD-Patienten noch sehr lange erinnern, auch wenn sie die Erinnerung nicht mehr in den Kontext stellen können.

Kann es jede und jeden treffen, oder gibt es konkrete Risikofaktoren?
Die FTD ist sehr häufig genetisch bedingt, es handelt sich also um eine Erbkrankheit. Deshalb hat eine FTD-Diagnose gravierende Auswirkungen auf das gesamte Familiensystem. Ich informiere die Angehörigen in einem detaillierten Gespräch über die vorhandenen Risiken und ein mögliches weiteres Vorgehen, wenn sie eine allfällige genetische Diagnostik wünschen. Diese kann aufzeigen, welches Gen betroffen wäre. Es ist wichtig, den Angehörigen diese Möglichkeit aufzuzeigen.

Ob sie diese nutzen oder nicht, steht ihnen frei. Ich weise jedoch immer auch darauf hin: Zeigt sich bei der genetischen Diagnostik ein positives Resultat, gibt es kein Zurück. Eine familiäre Vorbelastung muss bei Versicherungen nicht angegeben werden, eine eigene Erkrankung hingegen schon.

Die Krankheit ist derzeit unheilbar. Ist eine Früherkennung trotzdem sinnvoll?
Unbedingt. Es ist speziell für das Umfeld der betroffenen Person enorm wichtig, zu wissen, ob die massiven Störungen und die Konflikte im Alltag auf eine Schizophrenie, eine manisch-depressive Erkrankung oder eine FTD zurückzuführen sind. Einerseits hilft die konkrete Diagnose den Angehörigen, die Verhaltensveränderungen der Betroffenen besser zu verstehen und einzuordnen. Andererseits sind ja FTD-Patientinnen und -Patienten häufig noch mitten im Berufsleben, wo sie wegen ihrer unkontrollierten Ausbrüche oft anecken. Ist der Grund dafür klar, haben Arbeitgebende, Kolleginnen und Kollegen eher Verständnis dafür.

Wie erklären Sie die Krankheit den Patienten und ihren Angehörigen?
Als Erstes spreche ich direkt mit den Betroffenen und erkläre ihnen, was die Diagnose bedeutet. Die Reaktionen darauf sind unterschiedlich. Vor Jahren hatte ich beispielsweise einen Patienten, der mir in dieser Situation sagte: «Wenn sie denken, ich sei dement, ist das ihr Problem.» Ein anderer hat mich sogar einmal mit einem Messer bedroht, als ich andeutete, dass er bald nicht mehr Auto fahren dürfe. Da in den Diagnosegesprächen idealerweise die ganze Familie anwesend ist, äussern die Partnerinnen, Partner und Kinder ihre persönliche Wahr-

nehmung der Situation. Beide, Patienten und Angehörige, erhalten so Raum für Reaktionen und sind gleichzeitig auf dem den gleichen Wissensstand.

Wie geht es danach weiter?
Spätestens mit dem unvermeidlichen Rückzug aus dem Arbeitsleben beginnt ein neuer Lebensabschnitt. Die Beschäftigung fehlt, die Patientinnen und Patienten sind zuhause, wo der normale Familienbetrieb weiterläuft, so gut es eben geht. Eine sehr anspruchsvolle Zeit, besonders für Partnerinnen, Partner und Kinder. Dass sie dabei gut begleitet und unterstützt werden, ist essenziell, ob in geführten Angehörigengruppen oder in Einzelgesprächen. Unsere Klinik steht den Familien zur Seite und bietet Patientinnen und Patienten in enger Zusammenarbeit mit den Hausärzten eine umfassende Betreuung an, von der Diagnose bis zum Eintritt ins Pflegeheim.

Für Angehörige sind die verbale Aggressivität und die Hemmungslosigkeit, die mit der Krankheit häufig einhergehen, besonders belastend. Was kann helfen?
Bei einigen Patientinnen und Patienten können Psychopharmaka etwas helfen, doch bei dem Grossteil wirken diese leider kaum. Häufig wird ein übermässiger Alkoholkonsum mit der Zeit ein Thema, denn im Gegensatz zu Medikamenten hat er auf die Betroffenen eine beruhigende Wirkung. Das bringt jedoch nur zusätzliche Probleme mit sich. Deshalb kommen viele im Laufe der Zeit in die Psychiatrie. Denn in den Heimen und Tagesstätten ist die Unterbringung sehr schwierig. Ein einziger FTD-Patient kann eine ganze Abteilung mit Alzheimerpatientinnen und -patienten durcheinanderbringen. Die Betroffenen brauchen im fortgeschrittenen Stadium eine Eins-

zu-eins-Betreuung von speziell ausgebildetem Personal. Das ist im herkömmlichen Setting der Demenzstationen bisher einfach nicht gegeben.

In ihrer Sprechstunde können sich Angehörige und Betroffene mit ihren Fragen an Sie wenden. Was wird da angesprochen?
Profane Alltagsprobleme, aber auch sehr private, emotionale Themen wie der Verlust der vertrauten Partnerschaft, Schuldgefühle und Fremdscham. Mit fortschreitender Krankheit stellt sich die Frage nach der Urteilsfähigkeit und Mündigkeit der Erkrankten. Deshalb spreche ich von Beginn an auch Themen des «Advance Care Planning» an, also die Erstellung einer Patientenverfügung oder eines Vorsorgeauftrages.

Es kommt auch immer mal wieder zu heiklen Fragen, bei denen ich eine grosse Verantwortung trage. Was tun, wenn ein FTD-Patient Waffen zuhause hat, sie aber nicht freiwillig abgeben will? Wie reagieren, wenn ich die Fahrtüchtigkeit eines Patienten infrage stelle und dieser daraufhin ein Messer zückt? In diesem glücklicherweise einmaligen Fall konnte ich die Situation entschärfen, bevor sie eskalierte. Aber sie zeigt, wie unberechenbar die Patienten reagieren können.

Woran sterben FTD-Patienten, und welche Rolle spielt dabei die palliative Medizin?
In der Schlussphase der Erkrankung gleichen sich die Symptome der verschiedenen Demenzformen an: Oft tritt eine Lungenentzündung auf, weil sich Menschen mit fortgeschrittener Demenz häufig verschlucken. Dabei geraten Speichel, Flüssigkeiten und Nahrung in die Luftröhre, worauf sich die Lunge entzündet. Auch andere Infektionen wie Harnwegsinfekte oder Organversagen (zum Beispiel Nierenversagen)

sind weitere mögliche Todesursachen. Die meisten Demenzerkrankten sterben an Erschöpfung oder Schwäche – und
finden so ein ruhiges Ende. Das hat etwas Tröstliches.

Ist eine Art neue Normalität mit Demenz möglich?
Eins ist klar: Nach einer FTD-Diagnose ist das Leben nie wieder
wie zuvor. Der beste Weg, damit fertigzuwerden, ist, mit der
Situation Frieden zu schliessen. Dabei kann das Buch «Da und
doch so fern» von Pauline Boss Angehörigen grosse Dienste er-
weisen, da es viele verschiedene Lernschritte aufzeigt, um mit
der neuen Situation umzugehen. Ganz wichtig scheint mir, dass
sich die Angehörigen irgendwann wieder ein eigenes Leben ein-
richten. Damit meine ich auch ganz konkret das Zulassen einer
neuen Partnerschaft. Denn das gibt Kraft und eröffnet wieder
neue Perspektiven. Oft haben die Partnerinnen und Partner der
Erkrankten deswegen grosse Schuldgefühle. Gelingt es ihnen, sich
davon zu befreien, können sie sich eine neue Normalität schaffen.

**Seit dreissig Jahren stehen Sie täglich vor der Aufgabe, schwere
Diagnosen zu übermitteln. Gehen Ihnen die Schicksale noch
immer nahe?**
Natürlich, das hat sich in all den Jahren nicht geändert. Sonst
wäre ich auch keine gute Ärztin. Zudem erfreue ich mich auch
immer wieder an schönen Geschichten wie jener eines meiner
Lieblingspatienten, der an der Verhaltensvariante leidet, bei
der die Patientinnen und Patienten in der Regel gefühlskalt,
distanzlos oder gleichgültig wirken. Er hingegen ist ein überaus
freundlicher älterer Herr, der von seiner Frau seit zehn Jahren
zuhause betreut wird. Zwar leidet sie darunter, dass er ihre
Emotionen nicht mehr erkennt, aber ansonsten leben sie friedlich unter einem Dach.

Schlusswort

Als Nathalie mit der Idee kam, ein Buch über unsere an FTD erkrankten Partner zu schreiben, war ich skeptisch. Der Tod meiner Frau lag erst wenige Monate hinter uns, die Wunden über alles Erlebte brannten noch in unseren Seelen, und die Trauer über den endgültigen Abschied hatte gerade erst begonnen. Wieso also nicht endlich loslassen und probieren, an etwas anderes zu denken? Würde das Erzählen und das damit verbundene Nachdenken über das Geschehene nicht noch mehr dazu führen, dass wir diese schmerzvolle Geschichte nicht vergessen können?

Da ich Nathalies Engagement sehr schätzte, dass sie dieser heimtückischen, praktisch unbekannten Krankheit mit Medienauftritten, Podiumsteilnahmen und nun dieser Buchpublikation zu mehr öffentlicher Resonanz verhelfen wollte, beschloss ich, sie zwar im Hintergrund zu unterstützen, mich selber aber inhaltlich nicht einzubringen. Also begann sie die Gespräche mit der Journalistin Esther Hürlimann alleine zu führen. Da die Interviews jeweils bei uns zuhause stattfanden, bekam ich am Rande davon etwas mit, sodass ich beschloss, mit meinen Erfahrungen ebenfalls einen Beitrag an das Buch zu leisten.

Als dann die ersten Texte vorlagen und ich unsere Geschichte las, bemerkte ich eine Erleichterung. Das nochmalige Nachdenken und Erzählen waren zweifellos mit einer Verarbeitung verbunden – etwa so, als könnten wir Seite für Seite etwas ablegen, was wir zusammen erlebt und erlitten hatten. Und in der

Hoffnung, dass mit der letzten Seite dieses Buchs für uns diese Geschichte einen Abschluss gefunden haben wird.

Die Zeit vom ersten Interview bis zum letztmaligen Überarbeiten des Textes und Abgeben des Manuskripts an den Stämpfli Verlag dauerte ziemlich genau ein Jahr. In diesen zwölf Monaten ist nochmals sehr viel passiert. Nathalies Ehemann Luca ist inzwischen ebenfalls verstorben. Die administrativen Arbeiten nach dem Tod unserer Partner sind noch nicht abgeschlossen. Noch immer werden wir täglich mit dem Schicksal konfrontiert, das uns zusammengeführt und eine Verarbeitung ermöglicht hat.

So sehr wir für unser gemeinsames Leben Sorge tragen und unsere Beziehung geniessen, so sehr wird uns immer mehr bewusst, wie erschöpft wir sind. Jetzt, wo sich das leidvolle Begleiten unserer geliebten Ehepartner in ein Gedenken verwandelt hat. Das Loslassen unseres vergangenen Lebens mit unseren verstorbenen Partnern hat zur Folge, dass Nathalie und ich uns endlich neu begegnen können, unbeschwerter und freier. Zugleich sind wir aber auch gefordert, unsere Beziehung zu zweit neu zu erfinden und einen neuen gemeinsamen Weg zu gehen.

Thomas Friedli
Pieterlen, im Herbst 2021

Weiterführende Informationen und Fakten

Demenz in der Schweiz

Die folgenden Zahlen basieren auf dem Jahr 2020.
- 67 Prozent der Menschen mit Demenz sind Frauen.
- Rund die Hälfte hat keine fachärztliche Diagnose.
- Über 7500 Menschen, rund 5 Prozent aller Menschen mit Demenz, erkranken vor dem 65. Lebensjahr.
- Pro erkrankte Person sind eine bis drei Angehörige mitbetroffen.
- Bis 2050 werden voraussichtlich 315 400 Menschen erkranken, denn der grösste Risikofaktor ist das Alter.
- Demenz verursacht in der Schweiz heute geschätzte Gesamtkosten von 11,8 Milliarden Franken jährlich. 5,5 Milliarden Franken (47 Prozent der Gesamtkosten) werden von den Angehörigen getragen. Diese Kosten entsprechen dem Marktwert der unbezahlten Betreuungs- und Pflegeleistungen durch Angehörige und Nahestehende.

Wo bekommt man Hilfe?

Das Alzheimer-Telefon
Beobachten Sie bei einer Person Demenzanzeichen und suchen einen Weg, sie zu einer ärztlichen Abklärung zu ermutigen? Die Telefonnummer 058 058 80 00 ist von Montag bis Freitag, 8 bis 12 Uhr und 13.30 bis 17 Uhr, bedient. Die Beraterinnen sprechen Deutsch, Französisch und Italienisch. Die Anonymität ist gewährleistet. Man erhält Information, Beratung und Hilfe für alle Demenzformen.

- Beratung für pflegende Angehörige und Betreuungspersonen
- Hilfe bei Entlastung für Betreuungspersonen
- Unterstützung auf der Suche nach einem Altersheim, das bei der Betreuung demenzspezifische Bedürfnisse berücksichtigt
- Ratschläge für Pflegefachperson im Umgang mit Demenzerkrankten
- Beratung zu rechtlichen und finanziellen Aspekten, vor und nach der Diagnose

Die Angebote von Alzheimer Schweiz

Alle 21 kantonalen Sektionen von Alzheimer Schweiz sind unter www.alz.ch aufgeführt. Die Angebote von Alzheimer Schweiz sind für alle Demenzformen. Die wichtigsten Angebote, auch für FTD-Betroffene, sind folgende.

Gemeinsame Aktivitäten

Malen, wandern, werken, Yoga, Gedächtnistraining oder doch
lieber singen? Ein umfangreiches Angebot an Gruppenaktivi-
täten fördert die soziale Kompetenz von Demenzerkrankten
und steigert so die Lebensqualität.

Hilfe zur Selbsthilfe für Demenzbetroffene im Berufsalter

In Olten, Zürich, St. Gallen, Luzern und Marsens treffen sich
jüngere Betroffene regelmässig zum Austausch. Eine Demenz-
diagnose mitten im Berufsleben fordert speziell. So diskutieren
Teilnehmende etwa Fragen zur Kommunikation am Arbeitsplatz sowie mit den manchmal noch jungen Kindern oder zu
finanziellen Aspekten vor dem Rentenalter. Das Austauschen
von Tipps und Erlebtem steht im Zentrum.

Zugeschnittene Beratung

Beraterinnen und Berater stützen, stärken und entlasten die
betroffenen Angehörigen mit Hausbesuchen oder Familien-
gesprächen. Dabei knüpfen sie am bestehenden Versorgungs-
netz – Angehörige, Spitex, Ärztinnen und Ärzte, helfendes
Umfeld – an. Ziel ist es, die bestmöglich zugeschnittene Unterstützung zu finden. So lassen sich Krisensituationen und ver-
frühte Heimeintritte vermeiden.

Entlastungsangebote für Angehörige

Zwei Drittel der Angehörigen von Demenzbetroffenen betreuen
und pflegen selbst. Sie brauchen bedarfsgerechte und bezahlbare
Entlastungsangebote: Ob Putz- oder Haushaltshilfe, Tagesstätten
und Nachtbetreuung, Besuchs- und Präsenzdienste oder Ferien-
betten sowie temporäre Heimplätze oder Entlastung zuhause –
diese Angebote ermöglichen Angehörigen eine Verschnaufpause.

Damit verringert sich das Risiko, dass Angehörige selbst erkranken. Detaillierte Informationen finden sich bei Alzheimer Schweiz. Spitex, Pro Senectute, Entlastungsdienst Schweiz und Rotes Kreuz bieten ebenfalls Dienstleistungen in allen Regionen der Schweiz an:

www.spitex.ch
www.spitexprivee.ch
www.pro-senectute.ch
www.entlastungsdienst.ch
www.redcross.ch: Angebote für pflegende Angehörige (SRK)

Alzheimer-Ferien: Entlastung ohne Trennung
Damit die Ferien für alle Beteiligten zur Auszeit vom Alltag werden, sind in jeder der schweizweit 20 Ferienwochen Begleitpersonen dabei. Jeder und jedem Demenzerkrankten steht eine geschulte Begleitperson zur Seite, die tagsüber für eine Eins-zu-eins-Betreuung sorgt. So können sich die Angehörigen erholen und die Ferien vom Alltag geniessen.

Seit 2016 gibt's auch Alzheimer-Ferien für Jungerkrankte, für Französisch- sowie Deutschsprechende. Zudem bietet Procap Ferien für Menschen mit beginnender Demenz an (Stichwort «Demenzwoche»).

**Interview mit Beatrice Gfeller, Mitglied der Geschäfts-
leitung von Alzheimer Zürich**

*Die Alzheimer Stiftung hat ihr Angebot zu dieser spezifischen
Demenzerkrankung FTD in den letzten Jahren kontinuierlich
ausgebaut. Sie bietet Beratung, Unterstützung, Begleitung und
Schulung für Menschen mit Demenz und deren Angehörige an.
Beatrice Gfeller ist Mitglied der Geschäftsleitung von Alzheimer
Zürich und gibt Auskunft über das Angebot des Verbandes.*

**Ihre Stiftung ist für alle Demenzformen zuständig – wie viele
gibt es?**
Über hundert. Wir betreuen vor allem Alzheimer, vaskuläre
Demenz, Body-Levi-Demenz und auch FTD. Auch wenn
FTD prozentual die kleinste Gruppe an Demenzerkrankungen
ausmacht, brauchen die Betroffenen und ihre Angehörigen
überproportional mehr Beratung und Unterstützung als jene
anderer Formen.

Wie viele FTD-Fälle sind in der Schweiz bekannt?
Im Jahr 2020 gab es 144 300 Fälle mit einer diagnostizierten
Demenz – fünf Prozent davon waren FTD-Patientinnen und
-Patienten, also rund 7200 Personen.

**Führen Sie Angebote, die sich direkt an FTD-Betroffene
richten?**

Grundsätzlich gelten unsere Angebote für alle Formen von Demenz, also auch für FTD. Das gilt ebenso für die Angehörigengruppen. Doch bei FTD sind die Bedürfnisse und Probleme sehr spezifisch, daher bieten wir zwei Gruppen speziell für diese Demenzform an. Unserer Erfahrung nach muss man bei FTD jeden Fall einzeln betrachten, da der Verlauf der Krankheit sehr unterschiedlich ist. Im Gegensatz zum Umgang mit Alzheimerpatienten gibt es hier keine allgemeingültigen Umgangsempfehlungen. Daher ist es auch schwierig, Unterlagen und Informationsmaterial zu verfassen, das allen FTD-Betroffenen hilft. Wir setzen deshalb auf individuelle Beratung der einzelnen Fälle. Damit ist den Angehörigen am meisten geholfen.

Welche Angebote werden von FTD-Betroffenen am häufigsten genutzt?
Da ist einerseits das Gipfeltreffen. Das Angebot umfasst ein Mittagessen im Restaurant, gefolgt von einem Nachmittag in einem Gemeindehaus mit Musik, Gedächtnistraining, Spielen und einem Zvieri. Andererseits gibt es seit 2020 in Zürich eine eigene Selbsthilfegruppe für junge Demenzerkrankte, die von zwei Betreuerinnen des Selbsthilfezentrums geleitet wird. Grundsätzlich steht diese Gruppe allen Demenzformen offen, die meisten Teilnehmenden haben jedoch die Diagnose FTD.

Wie haben sich die Aufgaben von Alzheimer Zürich in den letzten Jahren gewandelt?
Als grösste Sektion des Verbandes Alzheimer Schweiz versuchen wir neben aktiver Hilfe vermehrt auch positive Erlebnisse zu ermöglichen, Lebensfreude zu erhalten und Betroffene und Angehörige dabei zu unterstützen, zusammen etwas Schönes

zu erleben. Zudem kümmert sich unsere Beratungsstelle lang-
fristig um Partnerinnen, Partner und Angehörige. Denn unsere
Erfahrung hat gezeigt: Je länger es diesen gut geht, desto besser
geht es auch den Betroffenen.

**Bis 2050 werden voraussichtlich mehr als doppelt so viele
Menschen an Demenz erkrankt sein wie heute. Wo sehen Sie
am meisten Handlungsbedarf?**
Bei einer Demenz müssen soziale Institutionen, Pflege und
Medizin künftig besser zusammenspielen. Wir setzen uns
jetzt schon dafür ein, dass in diesem Bereich verstärkt gemeinsame Lösungen gesucht werden. Wir sind überzeugt: Für
die Demenzbetreuung ist ein funktionierendes, ineinander-
spielendes Netzwerk die Zukunft.

Dank

Folgenden Institutionen und Privatpersonen danken wir herzlich für die finanzielle Unterstützung:

Carl und Elise Elsener-Gut Stiftung, Ibach
Dienststelle Gesundheit und Sport des Kantons Luzern, Luzern
Garage M. Marano AG, Reinach
Grunder AG, Utzigen
Hotel Silberhorn AG, Lauterbrunnen
Hügli Reinigungen AG, Heimberg
Paulie und Fridolin Düblin Stiftung, Zürich
Physiotherapie Monbijou, Harald Krüger, Bern
Prevalor Partner AG, Baar
Ria & Arthur Dietschweiler-Stiftung, St. Gallen
Stiftung Sonnweid, Wetzikon
Verein Aktion Demenz, Mauensee
Wohn- und Pflegeheim Utzigen Betriebs AG, Utzigen

Gianmarco De Febis, Bern; Ulrich Otto Frey, Bern; Hannes und Ruth Friedli, Pieterlen; Monika Hoffmann, Zürich Altstetten; Manfred und Ruth Johner, Pieterlen; Martin Krügel, Urdorf; Ursula Lehmann und Marco Malnati, Bern; Sonja Schmid-Pernusch, Bern; Paul Volken, Muri; Christian Wipf, Bern; Pascal Zimmermann, Murten, und allen anderen Spenderinnen und Spendern

Wir danken auch allen Sponsoren, von deren Unterstützung wir erst nach der Drucklegung erfahren haben, und allen, die uns in irgendeiner Form geholfen haben, dieses Buchprojekt zu realisieren – Merci!